全国高等医药院校教材配套用书

轻松记忆"三点"丛书

儿科学速记 _{（第2版）}

主编　周桃燕　单恺明

中国医药科技出版社

内容提要

本书是全国高等医药院校教材配套用书之一，是在第一版基础上修订而成。全书共分18章，对儿科学的内容进行了系统的归纳，内容简洁精要，提纲挈领，切中要点又充分保留了学科系统的完整性，其中更广泛汲取了各名校优秀学生的宝贵心得，利于读者提升学习效率。

本书是各院校医学生专业知识学习、记忆及应考的必备书，同时也可作为参加卫生专业技术资格考试的参考书。

图书在版编目（CIP）数据

儿科学速记 / 周桃燕，单恺明主编 . — 2 版 . — 北京：中国医药科技出版社，2017.5

（轻松记忆"三点"丛书）

ISBN 978-7-5067-9264-6

Ⅰ.①儿… Ⅱ.①周… ②单… Ⅲ.①儿科学 – 医学院校 – 教学参考资料 Ⅳ.① R72

中国版本图书馆 CIP 数据核字（2017）第 083991 号

美术编辑 陈君杞
版式设计 大隐设计

出版 中国医药科技出版社
地址 北京市海淀区文慧园北路甲 22 号
邮编 100082
电话 发行：010-62227427　邮购：010-62236938
网址 www.cmstp.com
规格 787 × 1092mm $^1/_{32}$
印张 9 $^7/_8$
字数 243 千字
初版 2010 年 3 月第 1 版
版次 2017 年 5 月第 2 版
印次 2018 年 4 月第 2 次印刷
印刷 北京市密东印刷有限公司
经销 全国各地新华书店
书号 ISBN 978-7-5067-9264-6
定价 19.00 元

出版说明

　　本系列丛书以全国医学院校教学大纲为依据，以国内医学院校通用的权威教材为基础，针对医学知识难懂、难记、难背的特点，收集、整理中国协和医科大学、北京大学医学部、中国医科大学、中山大学中山医学院、华中科技大学同济医学院等国内知名院校优秀硕士、博士生多年的学习笔记和心得编撰而成。丛书在编写过程中对各校在用的教材进行了缜密的分析和比较，各科目分别选择了符合其学科特点，有助于学生进行系统性学习的教材体系作为蓝本。内容简洁精要，切中要点又充分保留了学科系统的完整性，其中更广泛汲取了各名校优秀学习者的宝贵心得，让学生既能将本丛书作为课前预习、课后复习识记的随身宝典，也能帮助学生明确重点和难点内容，提高听课效率，对知识总结归纳、融会贯通，从而减轻学习负担，增强学习效果。

　　我们鼓励广大读者将本丛书同自己正在进行的课程学习相结合，感受前辈学习者对于知识内容的理解，充分了解自己学习的得失，相互比较，互通有无。我们也相信在我们的帮助下，必定会有更多的医学学习者通过自己的努力品味到知识果实的甜美。

　　由于我们学识有限，编写时间仓促，疏漏或不当之处请各位同仁和读者批评指正。衷心感谢！祝所有读者学有所成，硕果累累！

目录

绪论　小儿年龄分期

1. **胎儿期**　从受精卵形成到小儿出生为止。

2. **新生儿期**　自胎儿娩出脐带结扎开始至 28 天之前（按年龄，此期实际包含在婴儿期内）。

3. **婴儿期**　自出生到 1 周岁之前。

4. **幼儿期**　自 1 岁至满 3 周岁之前。

5. **学龄前期**　自 3 周岁至 6~7 岁入小学前。

6. **学龄期**　自入小学开始至青春期前。

7. **青春期**　青春期年龄范围一般从 10~20 岁。

第一章 生长发育

一、生长发育规律

1. 生长发育是一个连续的过程 出生后第一年和青春期是两个生长高峰。

2. 各个系统、器官发育不平衡 神经系统发育较早，生殖系统发育较晚、淋巴系统先达到高峰然后降至成人水平，其他系统与体格生长同步。

3. 生长发育的一般规律

（1）由上到下 先抬头，后抬胸，再会坐、立。

（2）由近到远 运动从臂到手、从腿到脚。

（3）由粗到细 从抓握到拾取。

（4）由简单到复杂 从画直线到画圆圈。

（5）由低级到高级 从视听感觉到思维记忆。

4. 生长发育的个体差异 受到遗传、性别、环境、营养、内分泌、疾病的影响。

二、各系统发育情况

（一）体格发育

1. 体重

（1）0~6个月 出生时体重＋月龄×0.7kg，出生体重平均为3kg。

（2）7~12个月 6kg＋月龄×0.25kg。

（3）2~12岁 年龄×2＋8kg。

（4）1岁时的标准体重是10kg。

2. 身高

（1）出生时平均50cm。

（2）前3个月增长11~13cm，1岁时75cm。

（3）2~12岁 年龄×7＋75cm。

3. 头围

（1）出生时 33~34cm。

（2）头 3 个月增加 6cm，后 9 个月增加 6cm。

（3）1 岁时头围 46cm，2 岁时 48cm。

4. 胸围　1 岁到青春期前（cm）= 头围（cm）+ 年龄 –1。

（二）骨骼发育

1. 颅骨　后囟约 6~8 周闭合，前囟应当于 1~1.5 岁闭合，最迟约 2 岁闭合，闭合过早可能是小头畸形，临床上测量对边长度。

2. 脊柱　反映脊椎骨的发育。

（1）新生儿　脊椎呈轻微后凸。

（2）3 个月　抬头动作导致颈椎前凸。

（3）6 个月　独坐导致胸椎后凸。

（4）1 岁　站立行走导致腰椎前凸。

3. 长骨

（1）长骨干骺端的骨化中心按一定的顺序和部位有规律地出现。

（2）1~9 岁腕部骨化中心的数目 = 年龄 +1，共 10 个骨化中心，如果是年龄 –3 可以诊断为骨龄落后。

4. 身体比例

（1）上部量　指头顶至耻骨联合上缘的距离。

（2）身体中点　2 岁时在脐下，6 岁时在脐与耻骨联合上缘之间，12 岁时在耻骨联合上缘。

5. 牙齿

（1）乳牙 20 个，4~10 个月出，13 个月未萌出可诊断为萌出延迟。

（2）2 岁以内乳牙数目　月龄 –（4 或 6）。

（3）恒牙 28~32 个。

（三）中枢神经系统发育

（1）新生儿脑重 370g（成人 1500g），1 岁时脑重 900g（约为成人 60%）。

（2）神经细胞数目不再增加，体积增大；各种刺激使突触增加。

（3）代偿作用。

各年龄段生长发育的标志

	3个月	7个月	1岁	2岁
体重	出生体重+0.7×月龄(0~6个月)	$\dfrac{6kg+月龄×0.25}{(7\sim12)月}$	标准为10kg	$\dfrac{年龄×2+8}{(2\sim12岁)}$
身高	—	—	75cm	$\dfrac{年龄×7+75cm}{(2岁以后)}$
头围	40cm	—	46cm	48cm
神经反射	踏步、吸吮、持握、拥抱反应退出	侧面支撑、降落伞反射		
大动作	竖头	独坐、翻身	独走	双脚跳脚离地
精细运动	用手摸东西 双手至中线	大把抓、换手	拇指食指拾取、用杯喝水	自己吃饭
语言	咿呀发音，只有元音	无意识辅音	会说单字 指出物体	主谓成2字的句子
社会适应力	注视	听懂自己名字	再见和欢迎	知道你我和自己

第二章　儿童保健

1. **计划免疫**　是根据小儿的免疫特点和传染病发生的情况而制定的免疫程序，通过有计划的使用生物制品进行预防接种，以提高人群的免疫水平，达到控制和消灭传染病的目的。

2. **我国卫生部门的规定**　婴儿必须在1岁内完成卡介苗，脊髓灰质炎三价混合疫苗，百日咳、白喉、破伤风类毒素混合制剂，麻疹减毒疫苗及乙型肝炎疫苗接种的基础免疫。

3. **预防接种可能引起的不良反应**

（1）卡介苗　接种后2周左右局部可出现红肿浸润，8~12周后结痂。若化脓形成小溃疡，腋下淋巴结肿大，可局部处理以防感染扩散，但不可切开引流。

（2）脊髓灰质炎三价混合疫苗　接种后有极少数婴儿发生腹泻，但多数可以不治而愈。

（3）百日咳、白喉、破伤风类毒素混合制剂　接种后局部可出现红肿、疼痛或伴发热、疲倦等，偶见过敏性皮疹、血管性水肿。若全身反应严重，应及时到医院诊治。

（4）麻疹疫苗　接种后局部一般无反应，少数人可在6~10日内出现轻微的麻疹，予对症治疗即可。

（5）乙型肝炎病毒疫苗　接种后很少有不良反应。个别人可有发热或局部轻痛，不必处理。

4. **儿童计划免疫程序**

年龄	接种疫苗	
出生	卡介苗	乙肝疫苗
1个月		乙肝疫苗
2个月	脊髓灰质炎三价 混合疫苗	

年龄	接种疫苗		
3个月	脊髓灰质炎三价混合疫苗	百白破混合制剂	
4个月	脊髓灰质炎三价混合疫苗	百白破混合制剂	
5个月		百白破混合制剂	
6个月			乙肝疫苗
8个月	麻疹疫苗		
1.5~2岁		百白破混合制剂复种	
4岁	脊髓灰质炎三价混合疫苗复种		
6岁	麻疹疫苗复种	百白破混合制剂复种	

第三章 儿科疾病诊治原则

一、儿科病历书写的特点

儿科病历与内科病历书写的原则基本相同，有以下几点需要特别注意。

1. 年龄在儿科疾病诊断中有重要意义，在记录年龄时，<u>新生儿以日龄计算（必要时精确到小时）；婴儿以月龄计算；幼儿要精确到月龄，如1岁2个月；学龄期以上儿童记录年龄即可。</u>

2. 新生儿和婴儿病历要详细记录母亲妊娠时的健康情况，出生时情况和出生后的情况。特别要记录与疾病诊断有关的详细情况，甚至包括母亲饮食和日照时间等。

3. 儿科病历中要特别注意并详细记录<u>体格生长发育和智力发育的情况</u>，如会坐、会站、会走的时间、会说话的时间（年龄、月龄）等。

4. 新生儿和婴幼儿要详细询问营养和喂养情况，包括喂养量、喂养次数（间隔时间）、呕吐、大便情况（次数、颜色和性状）。

5. 传染病接触史中除了要了解肝炎、结核等常见传染病外，还要了解儿科常见传染病的患病情况和接触史及预防接种情况，如麻疹、水痘、腮腺炎、猩红热等，特别是在集体机构生活的儿童，如幼儿园、学校等。对新生儿要了解其母亲妊娠期的传染病接触史和患病史。

6. 要了解家庭环境和家庭生活习惯，如家庭居住环境、偏食、遗尿等习惯。父母是否近亲结婚等。

7. 学龄前儿童既往史一般不要求按系统回顾（复杂的特殊病例有特殊要求），但要求记录详细的传染病患病史和预防接种史。

8. 个人史内容包括母亲妊娠史、分娩史、新生儿期病史、喂养史和详细生长发育史。

9. 家族史包括父母年龄及健康状况，母亲是否有不良孕产史，兄弟姐妹健康状况，家族遗传病史，抚养人健康状况（如保姆等）。

二、体格检查特点

（一）体格检查的注意事项

1. 儿童体格检查前使用语言交流来争取儿童的合作，婴儿则应用表情交流争取在放松状态下的合作和争取家长的合作。

2. 检查前检查者的两手要温暖，避免婴儿受寒冷刺激后的哭闹。新生儿强调检查前洗手，以避免交叉感染。听诊器应温暖，婴儿胸壁较薄，室温较低时可隔一层薄衣听诊，避免刺激后的哭闹。

3. 要注意检查环境的室温、光线和检查过程中的保暖措施，如衣服、被子等。

4. 医师做好心理准备，如果患儿不合作，可采取一些措施，不可操之过急。

5. 用具的选择。<u>不同年龄儿童的血压测量应用相适应的袖带（宽度为上臂长 2/3）</u>，过宽过窄均可影响测量结果。

（二）体格检查的体位和顺序

1. 各年龄组小儿体格检查的体位不作具体规定，以检查者需要检查的部位能得到正确检查结果，又能取得患儿合作为准。

2. 检查顺序要灵活掌握，婴儿在安静时可先做心脏听诊和腹部触诊；肺部听诊可先从背部开始，有时可利用婴儿哭啼听诊，深呼吸时听诊啰音和触及震颤。腹部触诊应注意用语言或表情与患儿交流，使其尽可能放松；同时要注意患儿表情，了解患儿的感觉。

3. 咽部检查容易刺激患儿哭闹，应放在最后进行，检查时需要固定好患儿头部，在压舌板按压舌部的瞬间，观察整个咽部，避免重复检查。

（三）体格检查的内容

儿科体格检查包括内科体格检查的所有内容，同时还要注意儿科特点。

1. 新生儿体格检查，除要测量体重、身长外，还要注意头围的测量。腹部检查应注意脐带情况（包括脐窝、脐轮、脐周）。

2. 一般情况包括生长、发育、营养状况、精神状态、语言、智力发育、神志、表情等。

3. 婴儿头颅检查包括以下内容。

（1）头围、骨缝、头形、前囟、颅骨软化等。

（2）新生儿还要注意头颅水肿、血肿、头皮破损等。

（3）眼部检查要注意眼裂、眼距。

（4）耳部检查要注意耳郭、耳位等。

（5）口腔检查要注意牙齿数目、龋齿、口腔黏膜鹅口疮、麻疹黏膜斑（Koplik 斑）、腮腺导管口。

（6）特别要注意咽后壁有无脓肿。

4. 胸部检查要注意佝偻病体征（肋缘外翻、肋骨串珠、郝氏沟等）。

5. 腰、臀部检查要注意有无肿物（脊膜膨出），中线上有无小窝或毛发（隐性脊柱裂），有无臀红。

6. 肛门生殖器检查，新生儿要检查有无肛门，睾丸是否下降，有无两性畸形。

7. 神经系统检查包括以下内容。

（1）新生儿要检查新生儿期特有的生理反射（如吸吮、觅食、握持、拥抱反射）。

（2）浅反射（如腹壁反射、提睾反射）在出生 4~6 个月以前不易引出。

（3）巴宾斯基征（Babinski）在新生儿和婴儿期是生理反射。

8. 体重是儿科计算药量和输液量的依据，有条件测量时可采用实际体重，无条件测量或特殊体形需要估计标准体重时可采用如下公式。

（1）小于 6 个月小儿体重　出生体重（kg）+月龄 × 0.7（kg）

（2）7~12个月龄小儿体重　6（kg）+月龄×0.25（kg）

（3）2~12岁小儿体重　年龄×2（kg）+8

三、儿科疾病治疗原则

（一）饮食治疗原则

1.乳品

（1）稀释乳　适用于新生儿、早产儿。

（2）脱脂奶、酸奶、豆奶　适用于乳糖不耐受和牛乳过敏的小儿。

（3）无乳糖奶粉　适用于长期腹泻、有乳糖不耐受的婴儿。

2.一般膳食

（1）普通饮食、软食　软食如稠粥、面条、肉末等。

（2）半流质饮食　牛乳、豆浆、稀粥等。

（3）流质饮食　牛乳、米汤、果汁等。

3.特殊膳食

（1）少渣饮食　纤维素含量少。

（2）无盐饮食及少盐饮食　无盐饮食指每日食物中含盐量在3g以下，烹调膳食不加食盐。少盐饮食指每天额外供给1g氯化钠。

（3）贫血饮食　每日增加含铁食物。

（4）高蛋白膳食　一日三餐中添加富含蛋白质食物。

（5）低蛋白饮食　减少蛋白质含量，以糖类补充热量。

（6）低脂肪饮食　膳食中不用或禁用油脂、肥肉等。

（7）低热能饮食　减少脂肪和糖类的含量，又要保证蛋白质和维生素的需要。

（8）代谢病专用饮食　不含乳糖食物用于半乳糖血症的患儿，低苯丙氨酸奶用于苯丙酮尿症患儿。

（二）药物治疗原则

1.药物剂量计算

（1）按体重计算　最常用方法。

每日（次）剂量=患儿体重（kg）×每日（次）每千克体

重所需药量。

（2）按体表面积计算

体重 ≤ 30kg，小儿的体表面积（m^2）= 体重（kg）× 0.035+0.1；

体重 >30kg，小儿的体表面积（m^2）= ［体重（kg）–30］× 0.02 + 1.05。

（3）按年龄计算　用于剂量幅度大、不需十分精确的药物，如营养类药物等可按照年龄计算。

（4）从成人剂量折算

小儿剂量 = 成人剂量 × 小儿体重（kg）/50，此方法仅用于未提供小儿剂量的药物。

四、小儿液体平衡的特点

（一）体液组成的特点

（1）除新生儿外小儿体液成分基本同成人。

（2）血浆和细胞内液占体重的比例小儿和成人差别不大，主要的区别是小儿间质液占体重的比例大，导致总体液量占体重的比例大，间质液最容易发生交换，此部分体液比例越大，越容易受到影响。

（二）小儿水代谢特点

（1）水相对需要量大，交换率高，每日水交换量成人 1/7、婴儿 1/2。

（2）代谢旺盛，消化道液体交换多。

（3）呼吸快、体表面积相对大，无形丢失多。

（4）肾脏浓缩功能差（小儿排出相同的溶质需要更多的水）；肾小球滤过率低，排泄慢（大量喝水不能马上排出，容易水肿）。

五、水与电解质平衡失调

（一）脱水

1. 定义

（1）因丢失过多和（或）摄入不足，使体液总量尤其是细胞外液量减少。

（2）程度　轻度、中度、重度。

（3）性质　低渗、等渗、高渗。

2. 脱水程度的判断

临床表现	轻度	中度	重度
失水量/体重	小于5%	5%~10%	10%以上
一般状况	精神稍差	萎靡烦躁	昏迷、惊厥、休克
皮肤黏膜	弹性还好	干燥，弹性差	极干燥、弹性极差
前囟、眼窝	稍凹陷	明显凹陷	深凹
尿量	略少	明显减少	极少或无尿
循环状态	无改变	四肢稍冷，心率快	四肢厥冷，皮肤发花

3. 各型脱水的特点

临床表现	低渗性	等渗性	高渗性
血钠	小于130mmol/L	130~150mmol/L	大于150mmol/L
精神	极度萎靡	萎靡，烦躁	兴奋、激惹、昏迷
口渴	早期不明显	一般	早期烦渴（抢水）
尿量	早期不减少	减少	早期明显减少
皮肤	湿冷、弹性极差	干燥、弹性差	干燥、弹性正常
循环	早衰竭、严重	重症有衰竭	一般不衰竭

（1）低渗性脱水　细胞外液低渗，向细胞内转移，细胞水肿，循环衰竭明显，间质缺水明显。

（2）高渗性脱水　细胞外液高渗，向细胞外转移，细胞脱水，循环衰竭不明显、间质缺水不明显。

（二）代谢性酸中毒

1. 产生原因

（1）肠道丢失碱性物质（最重要的原因）。

（2）葡萄糖摄入不足（呕吐），脂肪氧化增加，酮体增多。

（3）血供不足（脱水致循环衰竭），无氧代谢使乳酸堆积。

（4）肾血流不足，尿量减少，酸性代谢物潴留（排酸保碱减少）。

2. 表现

（1）轻度　无明显症状。

（2）中度　呼吸深大、呕吐、烦躁、昏睡。

（3）重度　心率减慢、低血压、心力衰竭、死亡。

（4）新生儿、小婴儿酸中毒时呼吸改变不典型。

3. 诊断与分度

（1）实验室检查　pH 小于 7.35（7.35~7.45）。

（2）HCO_3^- 18~13mmol/L 为轻度，13~9mmol/L 为中度，小于 9mmol/L 为重度。正常为 22~27mmol/L，平均 24mmol/L。

（三）低钾血症

（1）实验室检查　血清 K^+ 小于 3.5mmol/L（正常为 3.5~5.0mmol/L）。

（2）脱水酸中毒时血钾相对不低　血液浓缩，细胞内钾外流，无尿时无排泄，无糖原合成消耗减少，所以不能先补钾，应先补液，见尿补钾。

（四）低钙和低镁血症

（1）低钙　出现手足搐搦、喉痉挛、全身惊厥（总钙 2.25~2.58mmol/L）。

（2）补钙后症状不缓解，少数佝偻病和营养不良儿要考虑低镁。

六、液体疗法

（一）口服补液

（1）用于预防脱水及轻、中度脱水。

（2）新生儿明显呕吐、腹胀及其他严重并发症不用。

（3）补充累积损失　轻度脱水 50ml/kg，中度脱水 100ml/kg，

4 小时内补完。

（4）所用溶液是 2/3 张。

（5）脱水纠正后（随时观察），余量等量稀释服用。

（二）静脉补液

（1）适应对象　中度以上脱水、吐泻重或腹胀者。

（2）补液原则　先快后慢、先浓后淡、先盐后糖（糖的张力由于氧化而维持不住）、见尿补钾、见痉补钙。

（3）补液分步　累积损失、继续丢失、生理需要。

（4）补液三定　定量（脱水程度）、定性（脱水性质）、定时（补液速度）。

（5）补多少、补什么、补多久

补多少和补多久：　　　　　　　　　　　　　单位（ml/kg）

	轻度	中度	重度
第一日补液总量	90~120	120~150	150~180
累积损失	50	50~100	100~120
累积损失时间	8~12h 8~10ml/（kg·h）	8~12h	8~12h
继续丢失	10~40	10~40	10~40
生理需要	60~80	60~80	60~80
时间	12~16h 5ml/（kg·h）	12~16h	12~16h

补什么：

	低渗性脱水	等渗性脱水	高渗性脱水
累积损失	2/3 张	1/2 张	1/3~1/5 张
继续丢失	1/2~1/3 张	1/2~1/3 张	1/2~1/3 张
生理需要	1/5 张	1/5 张	1/5 张

第四章
营养和营养障碍疾病

第一节　儿童营养基础

儿童对能量的需要如下。

（1）基础代谢　占总量的50%。

（2）生长发育　占总量的25%~30%，婴儿期和青春期为两个高峰。

（3）食物特殊动力作用　总量的7%~8%。

（4）活动所需。

（5）排泄损失能量　食物未经消化就排泄了，占总量的10%。

第二节　婴儿喂养方法

一、母乳的成分

1. 营养成分

（1）含有人体必需氨基酸、蛋白质　以乳蛋白为主。

（2）脂肪　不饱和脂肪酸及脂肪酶。

（3）碳水化物　以乳糖为主。

（4）矿物质　钙磷比例合适，钙含量比牛奶低但是吸收率高。

2. 体液免疫　主要是分泌型IgA，乳铁蛋白高，尤其是初乳中含量很高。

3. 细胞免疫　大量免疫活性细胞（初乳小球，充满脂肪颗粒的巨噬细胞、免疫活性细胞）。

4. **其他因子**　双歧因子、溶菌酶及补体。

二、母乳喂养的优越性

（1）母乳是婴儿最合适的营养品。

（2）增进母子感情，有利于儿童身心健康。

（3）促进乳母子宫收缩，抑制排卵，有利于计划生育。

三、母乳喂养的管理

（1）主张越早开奶越好（产后 15 分钟~2 小时），吸吮是促进泌乳的关键。

（2）间隔 2~3 小时，喂奶时间 15~20 分钟（不能完全守时）。

（3）牛乳的需要量　每天 100~120ml/kg。

（4）糖的需要量　乳量 ×5%。

（5）水分的需要量　每天 150ml/kg。

四、添加辅助食品的原则

（1）从少到多，由稀到稠，从细到粗。

（2）习惯一种食品后再加另一种。

（3）应在婴儿健康、消化功能正常时添加。

五、人工喂养奶量摄入的估计（6 月龄以内）

1. **配方奶粉摄入量估计**　婴儿配方奶粉 20g/（kg·d）可满足需要。

2. **全牛乳摄入量估计**　能量 100kcal/kg，1ml 加糖 8% 的牛奶含能量 1kcal，由此计算出需要的牛奶量，不足的液体量用水补足。

第三节 蛋白质 – 能量营养不良

一、概述

（1）由于各种原因导致能量和（或）蛋白质缺乏的一种营养缺乏症。

（2）主要见于 3 岁以下的小儿。

（3）如以能量不足为主，表现为体重明显减轻、皮下脂肪减少者称为消瘦型。

（4）如以蛋白质不足为主，表现为水肿者为水肿型。

二、病因

1. 摄入不足　食物供给不足、喂养不当、婴儿不能适应新的食品、不良饮食习惯。

2. 疾病因素　消化吸收障碍、感染、慢性消耗性疾病。

3. 先天不足　早产、多胎。

三、病理生理

1. 新陈代谢异常

（1）糖代谢　常出现血糖偏低。

（2）脂肪代谢　脂肪的消耗超过肝的代谢能力，大量三酰甘油在肝细胞内聚集可导致肝脂肪浸润和变性。

（3）蛋白质代谢　使血清总蛋白和白蛋白减少，发生低蛋白性水肿。

（4）水、盐代谢　全身总液量相对为多，易出现低渗性脱水、酸中毒、低钾血症和低钙血症。

2. 组织器官功能低下

（1）消化功能低下　易发生腹泻。

（2）循环系统功能低下　引起心搏出量减少，血压偏低，脉搏细弱。

（3）肾功能障碍　尿浓缩能力降低，尿量增加和尿比重降低。

（4）中枢神经系统障碍　精神抑制与烦躁不安交替出现。

（5）免疫功能障碍　营养不良儿的非特异性及特异性免疫功能均低下。

四、临床表现

（1）消瘦型多见于 1 岁以内婴儿。

（2）首先的表现是体重不增或降低，活动减少，精神较差。

（3）脂肪（最早是腹部，然后是躯干、臀部、四肢，最后是面部）和肌肉减少消失。

（4）皮肤苍白多褶皱、弹性消失。

（5）对外界刺激反应淡漠、心率缓慢、心音低钝、呼吸浅表、肌张力低下。

（6）水肿型常见于 1~3 岁者，水肿常伴有肝大、毛发稀疏并容易脱落。

五、并发症

（1）营养性贫血　蛋白质、铁、叶酸、维生素 B_{12} 等造血所需原料缺乏。

（2）各种维生素缺乏　如维生素 A、B、C、D 缺乏。

（3）感染　免疫功能全面低下，特别是婴儿腹泻。

（4）自发性低血糖。

六、辅助检查

（1）血清蛋白　白蛋白降低最具有特征性，但白蛋白半衰期为 21 天且反应不灵敏，前白蛋白、转铁蛋白、胰岛素样生长因子反应灵敏。

（2）血清氨基酸　必需氨基酸降低、非必需氨基酸变化不大，牛磺酸、支链氨基酸明显降低。

七、诊断

1. 体重低下

（1）低于同年龄、同性别体重的平均值。

（2）（平均值 –3 标准差）≤体重＜（平均值 – 2 标准差）为中度营养不良。

（3）体重＜（平均值 –3 标准差）为重度营养不良。

（4）反映急性或慢性营养不良。

2. 消瘦

（1）低于同身高、同性别体重的平均值。

（2）（平均值 –3 标准差）≤体重＜（平均值 –2 标准差）为中度营养不良。

（3）体重＜（平均值 –3 标准差）为重度营养不良。

（4）反映近期急性营养不良。

3. 生长迟缓

（1）低于同年龄、同性别身长的平均值。

（2）（平均值 –3 标准差）≤身长＜（平均值 –2 标准差）为中度营养不良。

（3）身长＜（平均值 –3 标准差）为重度营养不良。

（4）反映慢性营养不良。

八、治疗

1. 调整饮食补充营养

（1）轻度营养不良从 80~100kcal/kg 开始，较早较快添加蛋白质和高热量食物。

（2）中重度营养不良从 60~80kcal/kg 开始，逐渐增加能量供应，满足追赶性生长时需要 150~170kcal/kg，体重接近正常后再逐渐恢复到生理需要量。

（3）维生素和矿物质的供应量大于每日推荐量。

2. 药物治疗

（1）胃蛋白酶、胰酶、B族维生素。

（2）苯丙酸诺龙可刺激蛋白质合成，在能量充足和供应蛋白质基础上使用。

（3）胰岛素。

（4）锌可提高食欲。

第四节　维生素D缺乏性佝偻病

一、概述

（1）主要特征是正在生长的长骨干骺端生长板不能正常钙化而导致骨骼病变。

（2）多见于小于2岁的婴幼儿。

（一）维生素D的来源

（1）内源性途径　7-脱氢胆固醇（皮肤中）经过紫外线照射转化为胆骨化醇，为人体维生素D的主要来源。

（2）外源性途径　食物中存在，通过胎盘从母体获得，可满足一段时间的生长需要，但是要保证机体后期需要，天然食物中的维生素D基本不能满足。

（二）维生素D（VD）的代谢

（1）VD_3在肝中转化为$25-(OH)D_3$，然后在肾脏转化为$1,25-(OH)_2D_3$，$1,25-(OH)_2D_3$是主要的活性形式，也可以转变为没有活性的$24,25-(OH)_2D_3$。

（2）维生素D缺乏、甲状旁腺素、钙磷缺乏、低血磷、低血钙可以促进$1,25-(OH)_2D_3$的形成。

（3）维生素D充足、正常血磷、血钙可以促进$24,25-(OH)_2D_3$的形成。

（三）钙磷代谢相关激素的作用

1. 维生素 D 的作用

（1）促进小肠黏膜对钙、磷的吸收。

（2）促进肾近曲小管对钙、磷的重吸收。

（3）促进旧骨溶解，促进成骨细胞增殖，利于钙盐沉积。

2. 甲状旁腺素的作用

（1）促进小肠吸收钙、磷；促进 1,25-$(OH)_2D_3$ 合成增加。

（2）抑制肾近曲小管对磷的重吸收，促进对钙的重吸收。

（3）促进破骨细胞作用；抑制成骨细胞作用。

3. 降钙素的作用

（1）抑制小肠黏膜对钙、磷的吸收。

（2）抑制肾近曲小管对钙、磷的重吸收。

（3）抑制破骨细胞的形成，促进成骨细胞的作用。

	血钙	血磷	溶骨	成骨
维生素 D	↑	↑	↑	↑
甲状旁腺素	↑	↓	↑	↓
降钙素	↓	↓	↓	↑

二、病因

（1）日光照射不足　不能隔着玻璃晒太阳，北方多于南方，冬春季多见。

（2）维生素 D 摄入不足　母乳中维生素 D 不足。

（3）生长发育速度快　早产儿、双胎宫内维生素 D 和钙积累不足，出生后的追赶生长。

（4）疾病　肝胆消化道疾病影响钙磷的吸收，肝肾疾病影响活性维生素 D 的生成。

（5）药物　苯巴比妥等抗惊厥药物诱导肝酶，加快维生素 D 的分解。

三、发病机制

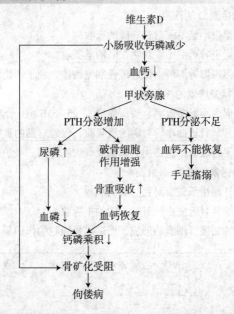

四、临床表现

多见于 3 个月至 2 岁的婴幼儿，主要表现为生长速度最快部位的骨骼改变、肌肉松弛、神经兴奋性改变。

（一）初期

（1）症状和体征　神经系统兴奋性高，易激惹、夜惊、头部多汗、枕秃。

（2）X 线改变　不明显。

（3）血钙正常。

（4）血磷稍低。

（5）钙磷乘积为 30~40（钙磷乘积小于 40 时骨的矿化障碍）。

（6）碱性磷酸酶升高（骨样组织堆积导致成骨细胞代偿性增生）。

（7）甲状旁腺素升高。

（二）活动期

1. 症状和体征

（1）颅骨软化（小于 6cm）、方颅（8~9cm）、前囟迟闭、出牙晚。

（2）肋串珠（7~10 肋明显）、鸡胸、漏斗胸、郝氏沟，多见于 1 岁左右。

（3）手镯、脚镯（大于 6cm）、O 或 X 形腿（1 岁以上）。

（4）脊柱后凸、侧弯，骨盆畸形。

（5）肌肉关节松弛，运动功能发育落后（低血磷导致肌肉糖代谢异常）。

（6）重症患者神经系统发育迟缓。

2. 实验室检查

（1）X 线改变　长骨骨骺软骨带明显增宽，毛刷状、杯口状改变，骨质疏松。

（2）血钙稍低。

（3）血磷明显降低。

（4）钙磷乘积小于 30。

（5）碱性磷酸酶明显升高。

（6）甲状旁腺素明显升高。

（三）恢复期

（1）症状和体征减轻或消失。

（2）X 线改变　重新出现临时钙化带，骨质密度增加。

（3）血钙正常。

（4）血磷正常。

（5）钙磷乘积为 40。

（6）碱性磷酸酶开始下降（需要 1~2 个月降到正常，许多类骨质等待修复，成骨细胞活跃）。

（7）甲状旁腺素正常（血钙已经正常了，甲状旁腺素就不必要高了）。

（四）后遗症期

表现为不同程度的骨骼畸形和运动功能障碍。

五、诊断

（1）病史（缺乏日照）。

（2）临床表现。

（3）血生化结果（血磷低、血钙正常或稍低、甲状旁腺素高、碱性磷酸酶高、钙磷乘积小于30）。

（4）X线。

（5）25-（OH）D_3 小于8μg/L（10~60μg/L）可以诊断。

六、鉴别诊断

1. 维生素D依赖性佝偻病

（1）Ⅰ型　肾转化功能不足，25-（OH）D_3 增加；1,25-（OH）$_2D_3$ 不足。

（2）Ⅱ型　受体缺陷，1,25-（OH）$_2D_3$ 增加。

（3）严重低钙、低磷，甲状旁腺素代偿不全。

（4）骨骼改变严重，常规剂量的维生素D治疗无效。

2. 低磷抗D佝偻病（家族性低磷血症）

（1）肾脏重吸收磷有障碍，导致血磷显著降低，高尿磷。

（2）肾转化1,25-（OH）$_2D_3$ 功能不足。

（3）常规剂量维生素D无效，治疗需要同时补充磷。

维生素D依赖性佝偻病与低磷抗D佝偻病比较：

疾病	血钙	血磷	25-（OH）D_3	1,25-（OH）$_2D_3$	甲状旁腺素	碱性磷酸酶	氨基酸尿
维生素D缺乏	正常	↓	↓	↓	↑	↑	-
依赖Ⅰ	↓	↓	↑	↓	↑	↑	±
依赖Ⅱ	↓	↓	正常	↑	↑	↑	±
低磷抗D	正常	↓↓	↑	↓	正常	↑	尿磷多

3. 远端肾小管酸中毒

（1）远端肾小管泌氢障碍，钙大量从尿中丢失，继发甲状旁腺素亢进，磷也丢失。

（2）高氯性代谢性酸中毒、高氯血症、低血磷、低血钙、低钾、碱性尿。

4. 肾性佝偻病

（1）肾功能障碍导致低钙、高磷，甲状旁腺素继发增多，导致骨骼脱钙。

（2）有慢性肾功能障碍的病史；肌酐、尿素氮高。

5. 先天性甲状腺功能低下　智能低下、有特殊面容，促甲状腺素升高、甲状腺素降低。

七、治疗

1. 一般治疗　供给充足营养，多在户外活动，活动期勿久坐、久立。

2. 维生素 D

（1）口服法　初期和活动期 2000~4000IU/ 日，2~4 周后改为 400IU/ 日；恢复期预防量维持 400IU/ 日。

（2）突击法　重症或口服有困难者（能口服的不注射）；初期 30 万 IU/ 次，肌内注射或口服，一月后改服预防量；活动期 30 万 IU/ 次（共 2 次）肌内注射或口服，间隔 2~4 周，1 个月后改服预防量。

3. 钙剂　按常规量口服，3 个月以内婴儿或有手足搐搦病史者，突击疗法前应先服钙剂 2~3 日（防止大量的钙进入骨骼，导致血钙过低）。

4. 后遗症的矫治　体格锻炼，手术。

八、预防

（1）母亲在孕晚期注意补充维生素 D 和钙剂。

（2）鼓励户外活动，及时添加辅食。

（3）补充维生素 D　出生后 2 周开始，足月儿 400IU/ 日，早产儿 400~800IU/ 日，直至 2 岁。

（4）同时补充钙剂。

第五节　维生素D缺乏性手足抽搐症

一、病因

（1）维生素D缺乏早期钙吸收差，血钙下降而甲状旁腺反应迟钝，骨钙不能很快游离到血中，当血钙进一步降低时则发生手足搐搦。

（2）开始维生素D治疗或日照充足时（春季突击晒太阳），骨骼加速钙化，肠道钙来不及吸收；使血钙降低而诱发。

（3）当有感染、发热、饥饿等因素时，组织细胞分解释放磷，使血磷增加，血钙降低而发病。

二、临床表现

（1）**典型症状**　惊厥（无发热），手足搐搦（助产士手），喉痉挛（呼吸困难、窒息）。

（2）**面神经征**　轻击颧弓和口角之间的面颊引起眼睑和口角抽动。

（3）**腓反射**　骤击膝下外侧腓神经可以起向外侧收缩。

（4）**陶瑟征**　血压计袖带包裹上臂加压5分钟（收缩舒张压之间），该手痉挛。

三、诊断

（1）血钙小于7mg/dl。

（2）离子钙小于4mg/dl（离子钙约占总钙的50%，发挥作用的部分）。

四、鉴别诊断

（1）**高热惊厥**　发热24小时内惊厥，有过高热惊厥史。

（2）中枢神经系统感染 发热、头痛、恶心、囟门张力高。

（3）其他代谢性疾病 如低血糖。

（4）癫痫 惊厥时点头伴四肢屈曲，有智力障碍和脑电图异常。

（5）急性喉炎 喉痉挛发作不是突然的，发热、声嘶、犬吠样咳嗽。

五、治疗

（1）急救处理 控制惊厥（地西泮、水合氯醛）、保持气道通畅、吸氧。

（2）钙剂 10% 葡萄糖酸钙 5~10ml（不能大于 10ml）加等量葡萄糖稀释后静脉缓慢推注（大于 10 分钟）;平稳后钙剂口服。

（3）维生素 D 应用钙剂 2~3 日后开始，可用口服法或突击法。

第六节 维生素 D 中毒

一、概述

过量维生素 D 导致持续性高血钙，钙盐沉积在全身各个组织的表现。

二、临床表现

（1）早期症状与维生素 D 缺乏初期相似，如食欲减退，烦躁不安，疲乏无力，继而体重下降，烦渴，多尿，头痛，甚至惊厥。

（2）由于肾钙化，可发生慢性肾功能衰竭。

三、诊断

（1）过量使用维生素 D 的病史。

（2）血钙大于 3mmol/L，尿钙排出增加，碱性磷酸酶降低，肾功能异常。

（3）X 线可见长骨干骺端临时钙化带致密、增宽（大于1mm），骨干皮质增厚，重症可见大脑、心、肾、四肢有钙化灶。

四、治疗

（1）停服维生素 D。

（2）限制钙剂摄入、抑制肠道钙的吸收，如口服泼尼松1~2 周。

（3）促进排泄，如呋塞米。

（4）重症口服氢氧化铝或注射降钙素。

第五章
新生儿与新生儿疾病

第一节　概述

一、概述

1. **新生儿**　从胎儿娩出脐带结扎到生后 28 天的婴儿。

2. **围产期**　自妊娠 28 周至生后 7 天。

二、新生儿分类

1. 根据胎龄分类

（1）足月儿　满 37 周不满 42 周。

（2）早产儿　满 28 周不满 37 周。

（3）过期产儿　满 42 周及其以后。

2. 根据出生体重分类　出生 <u>1 小时</u>内的体重。

（1）正常体重儿　出生体重 2500~3999g。

（2）低出生体重儿　出生体重小于 2500g。

（3）极低出生体重儿　出生体重小于 1500g。

（4）超低出生体重儿　出生体重小于 1000g。

（5）巨大儿　出生体重大于等于 4000g。

3. 根据胎龄和出生体重的关系

（1）小于胎龄儿（SGA）　出生体重在同胎龄平均体重第 10 百分位以下或低于 2 个标准差（足月小样儿小于 2500g）。

（2）适于胎龄儿（AGA）　出生体重在同胎龄平均体重第 10~90 百分位。

（3）大于胎龄儿（LGA）　出生体重在同胎龄平均体重第 90 百分位以上或高于 2 个标准差。

4. 周龄

（1）早期新生儿　生后 1 周以内的新生儿（从胎儿成为独立新生儿的适应阶段）。

（2）晚期新生儿　生后 2~4 周（已完成适应阶段，但发育尚未成熟）。

5. 高危儿

（1）已经发生或可能发生危重疾病而需要监护的新生儿。

（2）可能见于<u>母亲有既往病史</u>（糖尿病）、<u>不良孕产史</u>（胎死宫内、早产、新生儿死亡）、<u>孕期问题</u>（多胎妊娠、胎膜早破、羊水过多或过少）、<u>分娩时问题</u>（早产、过期产、宫内窒迫、产伤）、<u>新生儿情况</u>（体重过重或过轻、呼吸困难、先天多发畸形）。

第二节　正常足月儿与早产儿的特点与护理

一、正常足月新生儿的特点

（1）出生时胎龄满 <u>37 周不满 42 周</u>（259~293 天）。

（2）体重在 <u>2500g 以上</u>（平均 3000g）。

（3）身长 <u>47cm 以上</u>（平均 50cm）。

（4）无畸形和疾病的活产婴。

二、正常足月儿与早产儿外观的比较

项目	足月儿	早产儿
皮肤	红润、毳毛少	红嫩、**毳毛多**
耳郭	发育良好	<u>回位不良</u>
乳腺	乳晕清晰、乳头突起、乳结可扪及	乳晕不清、乳头平、乳结不能扪及

项目	足月儿	早产儿
四肢	肌肉有张力，四肢屈曲	肌张力低下
足底纹	整个足底都有、深	较少
指甲	达到或超过指端	未达到指端
外生殖器	睾丸降入阴囊，阴囊多皱褶 大阴唇遮盖小阴唇	睾丸未入阴囊、阴囊皱纹少 大阴唇不能遮盖小阴唇

三、正常足月儿与早产儿各大系统的比较

（一）呼吸系统的比较

1. 足月新生儿

（1）出生时第一次呼吸后肺泡张开，表面活性物质有利于肺扩张。

（2）呼吸节律不整（呼吸中枢发育不完善）。

（3）呼吸频率快，40~60次/分（新生儿大于60次/分，1岁内大于50次/分，其他大于40次/分为呼吸过快）。

（4）腹式呼吸为主。

2. 早产儿

（1）肺泡表面活性物质缺乏，容易发生呼吸窘迫综合征。

（2）呼吸中枢发育不完善，调节能力差，容易发生呼吸暂停（呼吸停止大于20秒，伴心率下降小于100次/分+发绀），原发性不伴有其他疾病（胎龄越小越容易发生）、继发性伴其他疾病。

（二）循环系统的比较

1. 足月新生儿

（1）心率波动大，90~160次/分。

（2）血压70/50mmHg。

（3）心脏杂音不能诊断或除外先天性心脏病。

（4）脐带结扎后胎盘－脐血循环中止。

（5）肺膨胀，肺循环阻力降低。

（6）动脉导管和卵圆孔关闭。

2. 早产儿　容易发生动脉导管未闭（缺氧）。

（三）消化系统的比较

1. 足月新生儿

（1）胃呈横位、贲门括约肌不发达、幽门括约肌发达，容易吐奶。

（2）生后 24 小时内开始排泄胎粪，2~3 天内排完（24 小时未排应怀疑消化道畸形）。

（3）肝脏葡萄糖醛酸转移酶活力低，间接使胆红素升高（生理性黄疸），对药物处理能力低下。

2. 早产儿

（1）吸吮和吞咽不协调，易发生食管反流。

（2）生理性黄疸更严重、持续时间更长。

（3）营养需要高，但是消化能力跟不上，易发生坏死性小肠炎。

（4）维生素 D、E、K 缺乏，糖原储备少，低血糖，糖耐量低又容易高血糖。

（四）血液系统的比较

1. 足月新生儿

（1）血容量 85ml/kg，约占体重的 10%。

（2）胎儿血红蛋白占 70%，以后渐渐被成人型取代，胎儿血红蛋白对氧亲和力较强，氧解离曲线左移。

（3）出生时红细胞和白细胞较高，第 3 天开始下降；生后 4~6 天白细胞分类第一次交叉（粒细胞开始少于淋巴细胞），4~6 岁第二次交叉（粒细胞开始多于淋巴细胞）。

（4）胎儿肝脏维生素 K 储存量少，凝血因子 Ⅱ、Ⅶ、Ⅸ、Ⅹ 活性较低。

2. 早产儿

（1）早产儿血容量 85~110ml/kg。

（2）**铁储备少**，容易发生缺铁性贫血（妊娠后期铁才开始储备），可能红细胞增多。

（五）泌尿系统的比较

1. 足月新生儿

（1）出生时具有与成人相同的肾单位，但是肾小球滤过率只有成人的 1/4 ~1/2。

（2）肾脏浓缩功能差（可能被咸死），注意补充水分。

（3）肾脏排磷功能差（牛奶喂养新生儿容易低血钙、高血磷）。

（4）应在 24 小时内排尿，否则需进一步检查。

2. 早产儿

（1）易出现早产儿晚期代谢性酸中毒。

（2）肾小管不易再吸收钠离子，易发生低血钠。

（3）肾糖阈低，易发生尿糖。

（六）神经系统的比较

1. 足月新生儿

（1）脊髓下端在第 3~4 腰椎，腰穿位置应当靠下。

（2）生理反射　觅食、吸吮、握持、拥抱等反射正常引出。

（3）巴氏征、克氏征阳性为生理反射。

（4）腹壁反射、提睾反射不易引出。

2. 早产儿

（1）神经系统发育与胎龄相关，胎龄越小，原始反射越难以引出或不完全。

（2）因血管壁脆弱，脑室管膜下存在胚胎生发层组织易导致颅内出血，避免头低脚高位，苯巴比妥、维生素 K_1 预防，颅内 B 超监测。

（七）体温的比较

1. 足月新生儿

（1）中性温度　保持正常体温，即耗氧量最低、新陈代谢率最低的环境温度，出生体重越大、日龄越大，中性温度越低。

（2）容易散热　皮下脂肪薄，体表面积大，棕色脂肪多。

（3）体温调节机制不完善，寒冷则<u>低体温</u>，环境温度过高则<u>脱水热</u>。

2. 早产儿

（1）胎龄越小、出生体重越小，中性温度要求越高。

（2）皮下脂肪薄，体表面积大，<u>棕色脂肪少，更易低体温和硬肿</u>。

（八）免疫系统的比较

1. 足月新生儿

（1）<u>IgG</u> 可通过胎盘，出生后逐渐消失；<u>IgA</u> 可从母乳中获得；<u>IgM</u> 增高提示宫内感染。

（2）<u>皮肤黏膜娇嫩</u>，网状内皮系统和白细胞吞噬作用弱，补体低易感染。

（3）脐带为细菌进入的门户。

2. 早产儿

（1）缺乏来自母体的抗体，胎龄越小得到的 <u>IgG 越少</u>。

（2）皮肤屏障功能差。

（3）<u>感染后病灶不易局限</u>。

（九）能量和体液代谢

1. 足月新生儿

（1）能量需要 <u>100~120kcal/kg</u>。

（2）体内水分 70%~80%，随日龄逐渐减少，生后第 1 天每日需水量 60~100ml/kg。

2. 早产儿

（1）能量需要同新生儿。

（2）体内水分 80%，需水 100~150ml/kg。

四、新生儿常见的特殊生理状态

（1）<u>生理性体重下降</u>　由于水分蒸发、胎粪的排出、排尿导致，不超过 <u>10%</u>。出生后 5~6 天达到体重最低点，<u>7~10 天恢复出生时体重</u>。

（2）<u>生理性黄疸</u>　胎儿型血红蛋白破坏，肝脏处理能力有限，间接胆红素升高。

（3）**乳腺肿大** 由于来自母体的雌激素中断。

（4）**假月经** 由于来自母体的雌激素中断。

（5）**马牙** 上皮细胞堆积产生的黄白色小颗粒。

五、足月儿和早产儿的护理

（1）保温 早产儿尤其需要，腹壁温度为 36.5℃，体温过高可打开包被、补充水分，一般不用退热药。

（2）喂养 足月儿出生后半小时开奶，按需喂养。

（3）呼吸管理 吸氧维持 PO_2 于 50~80mmHg、血氧饱和度 90%~95%。

（4）预防感染。

（5）预防接种 乙型肝炎疫苗、卡介苗。

（6）新生儿筛查 甲状腺功能低下、苯丙酮尿症、听力筛查。

六、早产儿的五大问题

（1）呼吸窘迫、呼吸暂停。

（2）低或高血糖、贫血或红细胞增多。

（3）喂养不耐受和坏死性结肠炎、黄疸。

（4）低体温硬肿、晚期代谢性酸中毒。

（5）感染、颅内出血。

第三节 胎儿宫内生长异常

一、宫内生长迟缓和小于胎龄儿

1. **定义** 宫内生长迟缓是指由于胎儿、母亲或胎盘等各种因素导致胎儿在宫内生长模式偏离或低于其生长预期，即偏离了其遗传潜能。

小于胎龄儿是指新生儿出生体重小于同胎龄儿平均出生体

重的第 10 百分位或 2SD。

2. 重量指数

（1）出生体重（g）×100/ 出生身长（cm³）

（2）身长 / 头围

	非匀称型	匀称型
发病时间	孕晚期	孕早期
病因	胎盘功能不良	染色体病、宫内感染
器官细胞数	正常	减少（脑重量轻）
细胞体积	小	正常
胎盘体积	正常	小
出生体重（g）×100/ 身长（cm³）（大头＋低体重）	≤ 37 周，< 2.00 > 37 周，< 2.20	> 2.00 > 2.20
身长 / 头围	< 1.36	> 1.36
畸形	少见	常见

二、大于胎龄儿

大于胎龄儿指出生体重大于同胎龄儿平均出生体重的第 90 百分位或 2SD 的新生儿。

第四节　新生儿窒息

一、概述

生后无自主呼吸或未能建立规律呼吸而导致低氧血症和混合性酸中毒。

二、病因

一切可以导致胎儿、新生儿缺氧的因素都可以造成新生儿窒息。

1. 母亲因素

（1）全身疾病（糖尿病、妊娠高血压综合征）。

（2）产科问题（胎盘前置、胎盘早剥）。

（3）不良嗜好（吸毒、吸烟、酗酒）。

（4）年龄（大于 35 岁、小于 16 岁）。

2. 分娩因素 难产、麻醉药物使用不当。

3. 胎儿因素 早产、小于胎龄儿、大于胎龄儿、胎粪吸入、畸形、感染。

三、病理生理

多为宫内窘迫的延续，本质为缺氧。

1. 呼吸改变

（1）原发性呼吸增强→原发性呼吸暂停→喘息状呼吸→继发性呼吸暂停。

（2）原发性呼吸暂停 由于缺氧导致呼吸停止，伴有血压升高、心率降低、发绀，解除病因 + 清理呼吸道 + 适当刺激后可以恢复自主呼吸。

（3）继发性呼吸暂停 病因未去除、持续低氧血症，几次喘息样呼吸后发生的呼吸暂停，伴有心率、血压降低，对清理呼吸道和物理刺激无反应，需正压通气才能恢复。

（4）不易判断原发还是继发时，一律按照继发处理。

2. 器官血流量

（1）最初血流重新分布，保证重要脏器的（心、脑、肾上腺等）血液供应。

（2）继之血流失代偿，重要脏器血供减少导致缺氧缺血性损害。

3. 生化改变

（1）低氧血症、呼吸性酸中毒 通气换气不良所致。

（2）代谢性酸中毒 无氧酵解增加，乳酸产生过多。

（3）血糖 开始由于应激导致高血糖，后来糖酵解（由于缺氧，氧化磷酸化受到抑制）消耗葡萄糖过多导致低血糖。

（4）低血钙 钙泵由于缺乏能量，钙内流增加。

（5）高胆红素血症 酸中毒抑制胆红素代谢与白蛋白的结合，抑制肝酶活性。

4. 细胞损伤

（1）脑细胞对缺氧最敏感，其次是心肌、肝、肾上腺细胞，纤维细胞、骨骼肌细胞耐力较高。

（2）分为可逆性、不可逆性、再灌注损伤。

四、临床表现

1. 宫内窘迫

（1）胎心性 心率大于 160 次 / 分或小于 100 次 / 分。

（2）胎粪性 羊水被胎粪污染（缺氧时胎儿的肛门括约肌松弛）。

（3）胎动减少 12 小时内小于 10 次。

2. Apgar 评分

（1）分度 0~3 分为重度窒息，4~7 分为轻度窒息，8~10 分为正常。

（2）评分时间

①常规评分于出生后 1、5、10 分钟，如仍小于 7 分则继续评分，直到正常为止。

②1 分钟评分可判断缺氧程度，5 分钟评分对判断疗效、估计预后尤其重要，缺氧的时间比缺氧的程度重要。

体征	评分标准		
	0	1	2
外观	青紫或苍白	身体红，肢端青紫	全身红
心率	无	小于 100 次 / 分	大于 100 次 / 分
反应（弹足底）	无反应	皱眉	哭、喷嚏
肌张力	松弛	四肢略屈曲	四肢活动
呼吸	无	慢而不规则	正常、哭声响亮

3. 窒息后并发症

（1）缺氧缺血性多脏器损伤。

（2）心　心动过缓（小于100次/分）、心源性休克、持续胎儿循环。

（3）肺　胎粪吸入、呼吸窘迫综合征、肺出血。

（4）消化　应激性溃疡、坏死性小肠结肠炎。

（5）肾　少尿[小于1ml/（kg·h）]，24小时内应首次排尿）、血尿、蛋白尿。

（6）脑　缺氧缺血性脑病（易激惹、嗜睡、昏迷、惊厥）、颅内出血。

（7）代谢　呼吸及代谢性酸中毒、高血糖、低血糖、低血钙、低血钠。

五、复苏方案

A（airway）：保持气道通畅

B（breathing）：建立呼吸

C（circulation）：维持循环

D（drug）：药物治疗，如葡萄糖

E：评估

评估 – 决策 – 操作，往复循环。

六、复苏步骤

保暖（辐射暖箱）、擦干全身（减少散热）、摆好体位（肩垫高头略后伸）。

1. 建立气道

（1）吸净黏液　羊水清或稍混浊时应立即吸净黏液，先吸口后吸鼻，鼻中黏液有利于刺激呼吸。

（2）如羊水粪染肩娩出前就吸净口鼻黏液，呼吸前立即插管吸气道内黏液。

2. 建立呼吸

（1）面罩正压通气　40~60次/分，吸:呼=1:2，20~40cmH$_2$O。

（2）如果无规律呼吸或心率小于100次/分继续下一步。

（3）气管插管正压通气　心率小于60次/分继续下一步。

3. 维持循环

（1）通气的同时胸外心脏按压，90 次/分，按压 3 次，正压通气一次。

（2）如果心率大于 60 次/分，停止按压返回上一步，如小于 60 次/分继续下一步。

4. 药物治疗

（1）肾上腺素　0.1~0.3ml/kg 静推或气管内给药，5 分钟后可重复 1 次。

（2）扩容剂　10ml/kg，5~10 分钟内静脉注射。

（3）碳酸氢钠　5% 碳酸氢钠 3~5ml/kg+ 等量 5% 葡萄糖，大于 5 分钟静脉注射。

（4）多巴胺　开始 2~5μg/（kg·min）。

七、预后判断

（1）有无宫内窘迫、程度及持续时间（有时仅有宫内窘迫出生后不窒息，预后也未必好）。

（2）Apgar 评分，尤其 5 分钟后的评分，一般 5 分钟恢复过来的预后良好。

（3）患儿血气　BE 越负代表缺氧越严重。

（4）有无各系统受损的表现。

八、复苏后监护和处理

1. 复苏后监护

（1）监测生命体征、肤色、末梢循环、氧饱和度、血气、摄胸片。

（2）观察意识状态、哭声、眼神、瞳孔、肌张力、神经反射、前囟、有无抽搐。

（3）记录首次排尿时间及尿量，有无水、电解质及酸碱平衡紊乱，监测血糖、血钙。

2. 复苏后处理

（1）注意保暖；限制液体入量，延迟开奶。

（2）呼吸管理；保护重要脏器功能；预防感染。

第五节 新生儿缺氧缺血性脑病

一、概述

由于围生期窒息导致的脑损伤，严重者可能遗留神经功能损害，早产儿发病率明显高于足月儿。

二、病因

围生期窒息是主要原因。

三、发病机制

（1）缺血早期血流重新分布，脑血流量增加，缺氧时间延长后心功能受损导致血压降低，脑血流减少，首先保证代谢旺盛部位的血流。

（2）脑细胞对缺氧耐受性差，由于 ATP 依赖的泵衰竭，导致脑细胞水肿。

四、临床表现

（1）意识障碍、肌张力和原始反射改变、惊厥、颅内压升高。

（2）惊厥多发生于出生 24 小时内，颅内压升高在 24~72 小时最明显，重度多于 1 周内死亡。

临床表现	轻度	中度	重度
意识障碍	兴奋	嗜睡	昏迷
肌张力	正常	减低	肌肉松弛
原始反射	正常或活跃	减弱	消失

续表

临床表现	轻度	中度	重度
惊厥	无	有	多见或持续
中枢性呼吸衰竭	无	无或轻度	常见
瞳孔	正常	缩小	扩大、对光反射消失
前囟张力	正常	稍饱满	饱满紧张
预后	3天内症状消失，预后好	多2周内症状消失，不消失的可有后遗症	多1周内死亡，存活的多有后遗症

五、辅助检查

（1）CPK–BB 肌酶和 NSE（神经原特异性烯醇化酶）升高可以反映脑损伤。

（2）CT　出生后 3~5 天检查，1 级为正常，2 级为斑点状密度降低，3 级为 2 个以上区域性密度降低，4 级为半球普遍性密度降低。

（3）MRI　可显示 CT 不易显示的部位。

（4）脑电图　中重度异常。

六、治疗

（1）支持治疗　维持良好的通气和换气功能，维持循环稳定，使血糖在正常高限，每日入液量小于 60~80ml/kg。

（2）控制惊厥　首选苯巴比妥，负荷量 15~20mg/kg，不能控制时加用地西泮或水合氯醛灌肠。

（3）降低颅压　首选呋塞米和白蛋白，严重时加用甘露醇，不主张使用激素。

第六节 新生儿颅内出血

一、病史

（1）应了解胎龄、出生体重、宫内窘迫和出生时窒息缺氧情况。

（2）Apgar 评分 1~5 分。

（3）分娩方式、产程、产伤、母亲孕期及产时有无血小板减少及特殊用药。

二、临床表现

1. 早产儿多见脑室周围和脑室内出血，足月儿多见脑实质出血。

2. 非特异性症状　低体温、贫血、黄疸、频发呼吸暂停等。

3. 神经系统表现

（1）颅压增高　前囟隆起、脑性尖叫、抽搐、角弓反张。

（2）呼吸不规则。

（3）神志改变　早期激惹和抑制交替出现，晚期惊厥或昏迷。

（4）眼征　凝视或斜视、眼球震颤、瞳孔不等大、对光反射消失。

（5）新生儿生理反射减弱或消失。

三、实验室检查

（1）床旁颅脑超声检查。

（2）脑 CT 或 MRI 检查。

（3）不常规做腰穿，在诊断不明需要鉴别诊断时可做腰穿。

四、诊断

（1）病史、症状和详细的体格检查。

（2）B超、CT等影像学检查。

（3）鉴别诊断包括新生儿缺氧缺血性脑病、中枢神经系统感染和其他原因导致的惊厥（如低血糖、低血钠、低血钙等）。

五、治疗

1. 支持疗法　注意保暖，保持安静，维持血压，注意体液和电解质平衡，保证热量供给，纠正酸中毒。

2. 对症治疗　出现惊厥时可用苯巴比妥钠 10~20mg/kg，肌内注射，止痉后以每日 5mg/kg 维持。或地西泮 0.1~0.3mg/kg，静脉注射，可根据病情需要重复使用，止痉后用苯巴比妥钠维持。

3. 外科处理　硬膜下出血量大时，可行硬膜下穿刺引流。出现脑室扩张者，可行连续腰穿，以预防出血后脑积水。

第七节　胎粪吸入综合征

一、概述

（1）羊水粪染发生在 8%~25% 的活产婴。

（2）发生率与胎龄显著相关　在 < 37 周的早产儿仅为 2%，而 > 42 周则达 30%。

（3）在羊水粪染的新生儿中，有 5% 发展为胎粪吸入综合征。

（4）由于胎儿在宫内或出生时吸入胎粪污染的羊水所致，多见于过期产儿，重症病死率高。

二、发病机制

（1）缺氧致胎粪污染羊水，缺氧致胎儿喘息吸入羊水，自主呼吸建立后羊水入肺。

（2）胆盐刺激产生炎症反应（<u>化学性炎症</u>）。

（3）胎粪利于细菌的生长，<u>易发生继发感染</u>。

（4）胎粪颗粒造成<u>气道机械性阻塞</u>（完全阻塞造成肺不张、形成活瓣造成肺气肿、肺大泡、气胸）。

三、临床表现

（1）宫内窘迫或窒息。

（2）皮肤粪染呈黄绿色。

（3）咽部及气管内吸出粪染的羊水。

（4）呼吸窘迫伴发绀、胸廓隆起、肺部湿啰音。

四、胸片表现

（1）粗颗粒或斑片状浸润影。

（2）节段性肺不张。

（3）过度透亮的泡型气肿。

五、诊断标准

（1）羊水被胎粪污染。

（2）气管内吸出胎粪。

（3）呼吸窘迫症状。

（4）X线特征性表现。

六、并发症

（1）气漏　肺泡过度充气。

（2）持续肺动脉高压　缺氧刺激卵圆窗开放、动脉导管开放（右向左分流）;发绀更明显，吸入大于60%的氧也不能缓解，哭闹时加重。

（3）肺部感染　胎粪利于细菌生长。

七、预防

（1）在自主呼吸建立前，吸出没有进入肺的胎粪。

（2）在胎头娩出之后、肩娩出之前，尽量吸净口鼻中的黏液与胎粪。

（3）如羊水黏稠、<u>新生儿无活力（无呼吸或不规则呼吸，肌张力低，心率小于 100 次 / 分）</u>则气管插管吸出胎粪。

八、治疗

（1）及时清理呼吸道。

（2）氧疗、机械通气。

（3）应用肺表面活性物质。

第八节　呼吸窘迫综合征

一、概述

（1）新生儿呼吸窘迫综合征又称为肺透明膜病。

（2）由于肺表面活性物质缺乏导致。

（3）主要发生在早产儿、糖尿病母亲的婴儿、剖宫产产儿等，双胎第二产易得，胎龄越小发病越多。

（4）临床上以<u>进行性呼吸困难</u>为主要表现，病理以出现<u>嗜伊红透明膜和肺不张</u>为特征。

二、病因

（1）肺泡表面活性物质　由Ⅱ型肺泡细胞合成和分泌，可降低表面张力，防止呼气末肺泡萎陷。

（2）肺泡表面活性物质内磷脂占 80%，其中卵磷脂是起表面活性作用的主要物质。

（3）糖尿病患者体内高浓度胰岛素可拮抗糖皮质激素对肺泡表面活性物质合成的促进作用。

三、发病机制

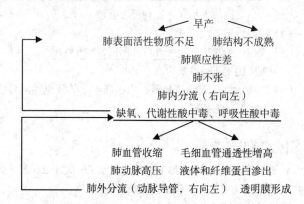

四、加重和缓解因素

1. 诱发因素

（1）早产 胎龄小。

（2）母亲糖尿病 胎儿胰岛素过多，抑制了糖皮质激素促进肺成熟的作用。

（3）产程未开始的剖宫产 没有应激过程，糖皮质激素较少。

（4）围生期缺氧 急性缺氧不利于肺发育。

（5）双胎第二产。

2. 缓解因素

（1）母亲高血压、宫内发育迟缓 慢性缺氧有利于促进肺的发育。

（2）母亲吸毒、感染 应激过程促糖皮质激素的分泌。

（3）预防性应用糖皮质激素。

五、病理表现

（1）肺泡壁及终末支气管壁上附有嗜伊红透明膜。

（2）绝大多数肺泡萎陷。

六、临床表现

（1）生后立即或 6 小时内出现呼吸窘迫。

（2）呼吸大于 60 次 / 分。

（3）发绀、鼻翼扇动、吸气性三凹征、呼气性呻吟。

（4）呼吸困难进行性加重。

（5）出生后 2~3 天病情最重，由于新生儿的肺也在同时发育，一般 3 天后会有好转。

七、辅助检查

1. 卵磷脂 / 鞘磷脂（L/S）比值 羊水 L/S 大于 2.0 表示肺成熟，1.5~2.0 为可疑，小于 1.5 则肺未成熟。

2. 泡沫稳定试验

（1）取羊水（也可出生后取胃液或气道吸出物）1ml 加等量 95% 乙醇，用力震荡 15 秒后静置 15 分钟，观察试管液面周围泡沫环的形成。

（2）如沿管壁有一圈泡沫为阳性，表示肺泡表面活性物质多。

（3）如无泡沫或泡沫少，为肺泡表面活性物质缺乏或可疑。

3. PG（磷脂酰甘油） 羊水中 PG 含量达 $2\mu mol/L$ 即表示肺已成熟，敏感性大于 95%，而特异性小于 50%。

4. X 线表现

（1）Ⅰ级 两肺普遍透过度减低，呈均匀一致的细小颗粒状阴影（一片朦胧）。

（2）Ⅱ级 两肺透过度进一步减低，可见支气管充气征。

（3）Ⅲ级 两肺呈毛玻璃样，支气管充气征明显，心、膈缘模糊。

（4）Ⅳ级 两肺一致性密度增高，表现为白肺，心影和横膈看不见。

八、鉴别诊断

（1）湿肺 多见于剖宫产新生儿，肺内的羊水吸收不完全，一般 2~3 天自行缓解。

（2）B组溶血性链球菌（GBS）感染　有胎膜早破、羊水臭味表现，血培养阳性，过了3天仍不好转。

（3）胎粪吸入性肺炎　胸片可见不规则斑片状阴影。

（4）气胸　胸片易于鉴别。

（5）膈疝　腹部扁平、胸腔内可闻及肠鸣音、胸片可见肠管进入胸腔。

九、并发症

（1）气漏　多为医源性，如气胸、纵隔气肿。

（2）动脉导管开放　由于缺氧。

（3）新生儿持续肺动脉高压　由于缺氧。

（4）慢性肺疾病　新生儿呼吸窘迫综合征的并发症，至纠正胎龄36周仍然有氧的依赖可以诊断，多由于吸氧浓度太高、送气压力太高。

十、治疗

目的是保证通气换气功能，待自身肺泡表面活性物质合成，机械通气＋肺泡表面活性物质替代治疗。

1. 机械通气

（1）吸氧　目标为pH大于7.25，PaO_2 50~80mmHg，$PaCO_2$ 40~55mmHg。

（2）持续气道正压呼吸（CPAP）　使有自主呼吸的患儿始终接受高于大气压的气体，防止呼气时肺泡萎缩，提高氧合、减少肺内分流；$FiO_2 > 0.3$，PaO_2 小于50mmHg。

（3）常频机械通气、高频机械通气。

2. 肺泡表面活性物质替代治疗　尽早应用。出生后24小时内，气管内注入，注射时变换体位。

十一、预防

1. 产前

（1）预防早产。

（2）促进肺成熟 小于34周有早产可能的孕妇应给予倍他米松、地塞米松，最好在产前24小时至7天使用，不能用了以后马上分娩。

2. 产后 对胎龄小于30周，体重小于1200g的早产儿可于出生后立即预防性应用肺泡表面活性物质。

第九节　新生儿黄疸

一、概述

（1）新生儿时期由于胆红素代谢特点或代谢异常引起血中胆红素水平升高而出现皮肤、巩膜及黏膜黄染的临床现象，分为生理性黄疸和病理性黄疸。

（2）新生儿黄疸可以是正常发育中出现的症状。

（3）也可以是某些疾病的表现，严重者可致脑损伤（核黄疸）。

二、新生儿胆红素代谢的特点

1. 胆红素产生多

（1）宫内低氧刺激红细胞生成增多，出生后氧分压升高，过多的红细胞破坏。

（2）出生时70%为胎儿血红蛋白，红细胞寿命短，破坏快。

2. 与白蛋白结合少

（1）与白蛋白结合的胆红素不能通过血脑屏障和细胞膜，不对细胞造成损伤。

（2）胎龄越小血液中的白蛋白越少，游离的胆红素越多。

3. 肝细胞处理胆红素能力差

（1）摄取　肝细胞内 Y、Z 蛋白极微。

（2）结合　葡萄糖醛酸转移酶和葡萄糖醛酸脱氢酶含量和活性极低。

（3）排泄 结合胆红素排泄到肠道的能力差。

4. 肝肠循环增加

（1）β-葡萄糖醛酸苷酶活性较高，使结合胆红素分解为未结合胆红素，肠道内缺乏细菌，未结合胆红素重吸收增加。

（2）胎粪排出延迟，胎粪含胆红素 80~100mg/dl，胆红素的吸收增加。

三、新生儿黄疸的分类

1. 生理性黄疸

（1）单纯由于新生儿胆红素代谢的特殊性引起的黄疸。

（2）生后 2~3 天出现，4~5 天达高峰，足月儿 5~7 天消退。早产儿 7~9 天消退。一般情况好，无其他临床症状。

（3）足月儿小于 12.9mg/dl，早产儿小于 15mg/dl。

注：早产儿肝发育更不好，白蛋白也少，不但胆红素高而且血脑屏障也不完善，更容易发生核黄疸，不能等到 15mg/dl 时再进行干预。

2. 病理性黄疸 早、快、重、长、复。

（1）具备任何一项特点都可以诊断。

（2）黄疸出现过早 生后 24 小时内出现。

（3）黄疸进展快 血清胆红素浓度每日上升大于 5mg/dl。

（4）黄疸程度重 足月儿血清胆红素大于 12.9mg/dl，早产儿大于 15mg/dl（结合胆红素大于 2mg/dl）。

（5）黄疸持续时间长 足月儿在第 2 周末，早产儿在第 4 周末仍有黄疸。

（6）黄疸退而复现。

四、病理性黄疸病因分类

1. 胆红素来源过多

（1）红细胞增多 双胎输血综合征、发绀型先心病等。

（2）溶血 身体各部位的血肿吸收、ABO 溶血、Rh 溶血、红细胞酶缺陷、红细胞膜异常、血红蛋白异常。

（3）感染 感染导致溶血，以金黄色葡萄球菌和大肠埃希菌多见。

（4）肝肠循环增加 母乳性黄疸。

2. 肝脏代谢异常 缺氧、药物、先天性非溶血性黄疸。

3. 胆汁排泄障碍 新生儿肝炎、先天性胆总管囊肿、胆总管闭锁。

五、常见的病理性黄疸

1. 感染性黄疸

（1）细菌

①毒素直接破坏红细胞，严重时可以抑制肝酶。

②轻者以未结合胆红素升高为主，重者两种都有（肝脏受损了）。

（2）病毒

①多为宫内感染（巨细胞病毒、乙肝病毒）。

②损害肝细胞，以结合胆红素升高为主。

③表现黄疸持续不退或 2~3 周后又出现。

④大便随黄疸轻重而改变。

2. 梗阻性黄疸

（1）先天性胆道畸形（先天性胆道闭锁和胆总管囊肿）。

（2）生后 1~4 周时出现黄疸，以结合胆红素升高为主（发生较晚，堵一阵才发生）。

（3）大便颜色渐变浅黄或白陶土色。

（4）尿色随黄疸加重而加深，尿胆红素（+）。

（5）肝脾肿大。

（6）B 超、同位素胆道扫描、胆道造影。

3. 母乳性黄疸

（1）由于母乳内 β - 葡萄糖醛酸酐酶进入新生儿肠道，导致未结合胆红素重吸收。

（2）除外其他引起黄疸的因素，试停母乳喂养 48 小时，胆红素下降 50%。

（3）极少有中枢神经系统损害。

第十节　新生儿溶血病

一、概述

母子血型不合引起的同族免疫性溶血，以 ABO 血型不合最常见，Rh 血型不合较少见。

二、发病机制

（1）母亲不具有的胎儿显性红细胞抗原进入了母体，刺激母体产生抗体，IgG 进入胎儿血液后与红细胞结合（致敏红细胞），在单核 – 吞噬细胞系统内被破坏形成溶血。

（2）如果血型不符的红细胞在分娩时进入母体，当时不发生溶血，可能使下一胎（血型相同）发生溶血。

1. ABO 溶血

（1）90% 以上母亲血型为 O 型，婴儿以 B 型最常见，其次是 A 型。

（2）ABO 溶血发生与胎次无关，第一胎即可发病。ABO 血型抗原除红细胞外，还存在组织细胞、体液和其他物质（自然界细菌、寄生虫、植物），母体在妊娠前可能已经接触了自然界的 A、B 抗原，产生了抗体。

（3）ABO 血型不符只有 1/5 发生溶血。

2. Rh 溶血

（1）Rh 阳性　红细胞具有 D 抗原。

（2）Rh 阴性　红细胞不具有 D 抗原。

（3）母亲 Rh（–）父亲 Rh（+），子代 65% 为 Rh（+）。只有 10% 可能发生溶血。

（4）Rh 溶血多发生在第二胎，依胎次增加而加重发生可能。

（5）如果孕妇有输血史、流产史也可发生在第 1 胎。

（6）有的孕妇无其他原因发生第一胎溶血，可能是其母亲为 Rh 阳性，怀孕时使其致敏产生了抗 D 抗原的 IgG。

三、病理生理

（1）ABO 溶血除导致黄疸外无其他异常。

（2）Rh 溶血可导致<u>重度贫血、心衰、胎儿水肿</u>。

（3）髓外代偿性造血可导致<u>肝脾肿大</u>。

（4）出生前胆红素由母体代谢，出生后黄疸明显，未结合胆红素过高可透过血脑屏障，使基底节处的神经细胞黄染，发生<u>胆红素脑病</u>。

四、临床表现

（1）ABO 溶血除了<u>黄疸（2~3 天出现）</u>以外没有其他表现，血清胆红素以非结合型为主。

（2）Rh 溶血症状较重，<u>黄疸（24 小时内出现迅速加重）</u>以未结合胆红素为主，还出现贫血、心衰、<u>肝脾肿大</u>（髓外造血）、胎儿水肿（由于贫血、心衰、低蛋白血症）等。

（3）容易并发核黄疸　早期：嗜睡、喂养困难、反射及肌张力减低。晚期：肌张力增高、凝视、角弓反张、惊厥。后遗症期：听力障碍、眼球运动障碍、智能落后、手足徐动。

（4）胆红素神经毒性作用的影响因素　血胆红素水平的高低、高胆红的持续时间、胆红素与白蛋白结合的多少。

五、诊断

1.产前诊断

（1）不良产史　既往不明原因的死胎、流产、新生儿黄疸史。

（2）<u>血型和血型抗体</u>　母婴血型不符，抗 A、B 抗体<u>大于 1:64</u>，抗 D 抗体效价上升。

（3）羊水检查　<u>胆红素增高</u>表示有溶血。

（4）B 超　胎儿发育及水肿情况。

2.产后诊断

（1）检查母亲血中的血型抗体。

（2）是否发生溶血　红细胞、血色素降低，网织红细胞、胆红素升高。

（3）抗人球蛋白试验　确诊试验可用于<u>诊断 Rh 溶血</u>，ABO溶血时仅为弱阳性。

（4）游离试验　表明血中有游离的抗 ABO 抗体，非确诊试验，<u>表示有致敏的可能，可评价换血效果、估计是否继续发生溶血。</u>

（5）释放试验　加热后使与红细胞结合的抗体释放出来，<u>是确诊试验。</u>

六、产前治疗

（1）提前分娩　Rh 抗体效价大于 1∶32、羊水检查<u>胆红素增高</u>、卵磷脂 / 鞘磷脂大于 2 表示有溶血，肺发育成熟。

（2）药物治疗　新溶 I 号（中药合剂）。

（3）血浆置换、胎儿输血（胎儿水肿或血红蛋白小于 80g/L）、预产期前 1~2 周服苯巴比妥。

七、新生儿治疗

1.光照疗法

（1）在光照下未结合胆红素转变为<u>水溶性的异构体</u>，经胆汁和尿液排出。

（2）主要作用于皮肤浅层组织，皮肤黄疸消退不代表血清未结合胆红素正常。

（3）照射时保护眼睛，不超过 4 天。

2.换血疗法

（1）目的

①减少血浆胆红素，为换血前的 50%~55%。

②减少组织中的胆红素，用血浆重新平衡。

③减少循环中的抗体。

④替代致敏的红细胞。

⑤部分纠正贫血。

（2）方法

①Rh 溶血　Rh 血型同母亲，ABO 血型同婴儿（或 O）。

②ABO 溶血　O 型红细胞（无抗原），AB 型血浆（无抗体）。

③换血量　患儿全血量的 2 倍。

3. 药物治疗

（1）补充白蛋白　减少血中游离的未结合胆红素，防止胆红素脑病。

（2）丙种球蛋白　包裹游离抗体，阻断单核－巨噬细胞系统的受体，减少继续溶血。

（3）苯巴比妥　诱导肝酶，增强肝对未结合胆红素的摄取和结合。

第十一节　新生儿感染性疾病

一、新生儿败血症

1. 概述

（1）病原体侵入婴儿血液并生长、繁殖、产生毒素而造成的全身性反应。

（2）我国以大肠埃希菌和金黄色葡萄球菌为主。

2. 临床表现

（1）早发型　出生后 7 天内发病，大多于 24 小时内发病，感染来自宫内或分娩时，表现为呼吸窘迫和非特异症状。

（2）晚发型　感染在出生后，多有脐炎、肺炎等局灶感染。

（3）表现不典型，出现以下症状要高度怀疑败血症：不能解释的病理性黄疸、肝脾肿大、休克、出血倾向。

3. 辅助检查

（1）血常规　白细胞小于 $5 \times 10^9/L$，杆状核大于 20%，粒细胞中毒颗粒、血小板小于 $100 \times 10^9/L$。

（2）C-反应蛋白升高。

（3）使用抗生素之前血培养。

（4）脑脊液涂片找细菌。

4. 诊断　确诊需要病原体检出或抗原检出。

5. 治疗

（1）病原体未明的，<u>青霉素 + 三代头孢</u>（避免氨基糖苷类）。

（2）明确致病菌后使用药敏的药物。

（3）早用药、静脉给药，每日给药次数要少，疗程要足（<u>10~14 天</u>，有并发症的 2~3 周）。

二、新生儿感染性肺炎

1. 病史　应了解母亲妊娠期及分娩时的感染史，胎膜早破史，出生后感染接触史，出生时窒息及羊水情况。生后喂养情况和生活环境等。

2. 临床表现

（1）口吐白沫、呛奶、气促或呼吸困难，口周发青，日龄较大者可有咳嗽，重者发绀。

（2）早产儿症状不典型，常为拒奶、少哭、呼吸暂停。

（3）肺部呼吸音粗，可有痰鸣音，湿啰音较少。可有三凹征。

3. 实验室检查

（1）外周血白细胞计数及分类、痰培养。

（2）C-反应蛋白，杆状核粒细胞 / 中性粒细胞。

（3）X 线表现　<u>肺部纹理粗多，可有小斑片影，病毒性肺炎呈间质改变。</u>

4. 治疗原则

（1）对症治疗　有缺氧者吸氧，痰多黏稠者给予超声雾化吸痰，保持呼吸道通畅。

（2）抗感染治疗　细菌性肺炎尽早静脉滴注抗生素。宫内产时感染多为革兰阴性杆菌；产后感染性肺炎根据新生儿病房细菌流行情况选择抗生素。

（3）以保持呼吸道通畅、纠正缺氧等对症治疗为主，注意预防感染。

第十二节　新生儿寒冷损伤综合征

一、病因

1.寒冷和保温不足

（1）新生儿体温调节中枢不成熟。

（2）体表面积相对大，皮下脂肪少、皮肤薄、血管丰富。

（3）总液体含量少，体内储存热量少。

（4）寒冷时主要依靠棕色脂肪产热，其代偿能力有限，早产儿棕色脂肪少，代偿能力更差。

（5）皮下脂肪中饱和脂肪酸含量多，其熔点高，当低温时可凝固导致皮肤硬肿。

2.某些疾病

（1）严重感染、缺氧、心衰、休克等使能源物质消耗增加。

（2）严重的颅脑疾病可抑制不成熟的体温中枢。

二、临床表现

（1）发生于寒冷季节或重症感染时，<u>多发生于出生后1周，早产儿多见</u>，低体温和皮肤硬肿是主要表现。

（2）一般表现　反应低下、拒乳、哭声低弱或不哭、活动减少。

（3）低体温　<u>肛温小于35℃</u>为低体温，常伴心率减慢。

（4）皮肤硬肿　皮肤紧贴皮下组织不能移动，按之类似橡皮样感觉，常呈对称性，发生顺序为下肢、臀部、面颊、上肢、全身。

　　轻度：体温≥35℃、皮肤硬肿小于20%；

　　中度：体温小于35℃、皮肤硬肿20%~50%；

重度：体温小于30℃、皮肤硬肿大于50%。

三、治疗

1.复温

（1）腋温－肛温（T_{A-R}），可作为判断棕色脂肪产热的指标，正常状态下棕色脂肪不产热，T_{A-R}小于0℃，重症冷伤时由于棕色脂肪耗尽，T_{A-R}也小于0℃，轻度冷伤时棕色脂肪代偿产热增加，则T_{A-R}大于0℃。

（2）肛温＞30℃且T_{A-R}≥0℃，提示棕色脂肪产热代偿好，可置于中性温度的暖箱内，一般在6~12小时内可恢复正常体温。

（3）肛温＜30℃时，不论T_{A-R}如何，将患儿置于比肛温高1~2℃的暖箱内进行外加温，每小时提高0.5~1℃，箱温不超过34℃，12~24小时内恢复正常体温。

2.补充热量和液体
开始为210kJ/kg（50kcal/kg），逐渐增加到419~502kJ/kg（100~120kcal/kg），液体0.24ml/kJ（1ml/kcal）。

第十三节　新生儿坏死性小肠结肠炎

一、病史

应了解早产、产前、产时及出生后缺氧史，感染史，喂养情况及排便情况。

二、临床表现

（1）多见于早产儿和极低出生体重儿。

（2）发病初表现为进食奶量减少、残余奶量增多、腹胀、呕吐、腹泻、血便。

（3）查体　腹胀、可见肠型，腹壁发红，肠鸣音减弱或消失，腹腔积液、气腹。

（4）常见并发症有败血症、肠穿孔、气腹和腹膜炎。

（5）晚期可发展为休克、弥散性血管内凝血、呼吸衰竭、死亡。

三、实验室检查

1. 腹部 X 线片　有诊断意义，表现为麻痹性肠梗阻、部分肠袢固定、肠壁间隔增宽、肠壁积气、门静脉充气征。

2. 感染相关检查　血常规，杆状核粒细胞／中性粒细胞大于 0.2，C- 反应蛋白增高，血培养。

3. 粪便常规　便潜血。

4. 腹部 B 超检查　有时可见肝实质和门脉内的气泡。

四、诊断

1. 辅助检查　病史、体格检查，腹部 X 线片。

2. 诊断分期

（1）Ⅰ期（疑似诊断）　有临床症状和体征，没有 X 线征象。

（2）Ⅱ期（确诊）　Ⅰ期的表现加 X 线片有肠积气征，可合并全身中毒症状。

（3）Ⅲ期（晚期）　Ⅱ期表现加疾病严重，合并即将发生肠穿孔或已被证实肠穿孔。

3. 鉴别诊断

（1）肺炎、腹泻和败血症引起中毒性肠麻痹。

（2）肠旋转不良合并梗阻或肠扭转。

（3）自发性胃穿孔。

（4）先天性巨结肠。

（5）胎粪性腹膜炎。

五、治疗

1. 进食

（1）立即禁食，鼻胃管抽吸排空胃内容物。一般禁食

1~2 周。

（2）恢复喂养时应严密观察有无腹胀、呕吐及胃内容物潴留。

（3）如有发生应考虑停喂或再次禁食，避免开奶过早或加奶过快而使病情反复或恶化。

2. 补液

（1）静脉补液、维持酸碱及电解质平衡。

（2）每日供液量需 120~150ml/kg。

（3）如有休克应先扩容抗休克，然后根据血生化及血气结果决定补充的钾、钠和碱性液体的量。

3. 抗生素　不明病原可先用广谱抗生素，根据培养药敏调整，一般不主张口服抗生素。

4. 监护　加强生命体征监护。

5. 外科手术

（1）如内科保守治疗病情继续恶化。

（2）肠穿孔有气腹表现。

（3）明显腹膜炎体征、腹壁红肿、腹部包块，提示肠坏死或脓肿时应及时进行手术治疗。

第十四节　新生儿出血症

一、概述

由于维生素 K 缺乏而导致体内某些维生素 K 依赖凝血因子活性降低的自限性出血性疾病。

二、病因

1. 肝脏储存量低。

2. 合成减少。

3. 摄入少。

4. 吸收少。

三、临床表现

1. 早发型　出生后 24 小时内发病，可有皮肤少量出血，重者表现为皮肤、消化道、头颅等多部位、器官出血。

2. 经典型　出生后 2~5 天发病，早产儿可迟至生后 2 周发病，表现为皮肤瘀斑、脐残端渗血、胃肠道出血等，常为自限性。

3. 晚发型　生后 1~3 个月发病，多见于纯母乳喂养、慢性腹泻者，除其他部位出血外，几乎均有颅内出血，死亡率高。

四、辅助检查

1. 凝血功能检测。

2. 活性 II 因子与 II 因子总量比值。

3. PIVKA–II 测定。

4. 维生素 K 测定。

五、治疗

出血者给予维生素 K_1 1~2mg，静脉滴注，出血可迅速停止；出血严重者可输新鲜全血或冰冻血浆 10~20ml/kg。

第十五节　新生儿低血糖与高血糖

一、病史

（1）应了解母亲是否有糖尿病及其血糖水平。

（2）出生时情况（Apgar 评分、脐动脉血气分析）。

（3）胎龄与出生体重［小于胎龄儿（sGA）、早产、过期产］。

（4）有无红细胞增多症，喂养情况、感染情况、新生儿有无低血糖的临床表现。

二、临床表现

1. 低血糖主要表现 喂养困难、反应差、气促或呼吸暂停、青紫、易激惹、惊厥。关键是补充葡萄糖后症状消失。

2. 高血糖主要表现 烦渴、多尿、体重下降、惊厥。

三、辅助检查

1. 高危新生儿常规监测血糖、血细胞比容（红细胞压积）、血常规。

2. 血糖/胰岛素水平大于 0.30 初步提示非高胰岛素血症所致的低血糖。

3. 反复发作低血糖应测血胰岛素、胰高血糖素、甲状腺功能、生长激素、皮质醇等。

4. 可疑遗传性疾病应查血尿氨基酸及有机酸测定。

四、诊断

（1）主要根据血糖测定，同时要根据病史认真分析可能的病因。

（2）鉴别诊断包括糖原贮积症、先天性垂体功能低下、先天性肾上腺皮质功能亢进和胰岛细胞增生症。

五、治疗：低血糖治疗

（1）无症状者，先口服葡萄糖或进食，如无改善，则静脉输入葡萄糖 6~8mg/（kg·min），或根据血糖监测结果调整输液速度或决定停止输液。

（2）有症状者，可用 10%~25% 葡萄糖 0.2~0.5g/kg，每分钟 1ml 静脉输注，以后按 8~10mg/（kg·min）维持，根据血糖监测结果调整输液速度或逐渐减量，直至全部口服。调整葡萄糖输入速度时，应避免血糖波动过大，出现反应性低血糖。

（3）持续反复低血糖应持续静脉输入葡萄糖，从 6~8mg/（kg·min）开始逐渐增加输入速度直至血糖正常，其间每 30~60

分钟监测 1 次血糖。外周静脉葡萄糖浓度不超过 12.5%，如需要持续输入高浓度葡萄糖可采用中心静脉。

第十六节　新生儿低钙血症

一、概述

新生儿低钙血症是指血清总钙 <1.75mmol/L（7mg/dl），血清游离钙 <1mmol/L（4mg/dl），是新生儿惊厥的常见原因之一。

二、病因

1. 早期低血钙　发生于 72 小时内，常见于早产儿、小于胎龄儿、糖尿病及妊娠高血压疾病母亲所生婴儿。

2. 晚期低血钙　发生于 72 小时后，常发生于牛乳喂养的足月儿，主要是因为牛乳磷含量高，钙／磷比不适宜，导致钙吸收差。

三、临床表现

症状多出现于出生后 5~10 天。主要表现为呼吸暂停、激惹、烦躁不安、肌肉抽搐及震颤、惊跳，重者发生惊厥，手足搐搦和喉痉挛在新生儿少见。

早产儿生后 3 天内易出现血钙降低。

四、辅助检查

血清总钙 <1.75mmol/L（7mg/dl），血清游离钙 <1mmol/L（4mg/dl）；血清磷常 >2.6mmol/L（8mg/dl），碱性磷酸酶多正常。

五、治疗

1. 补充钙剂

（1）凡因严重低钙导致惊厥发作或心力衰竭时，需立即静脉补钙。10% 葡萄糖酸钙溶液（含元素钙 9mg/ml）每次 1~2ml/kg，缓慢推注（10~15 分钟），必要时间隔 6~8 小时再给药 1 次，每日最大剂量为 6ml/kg。惊厥停止后可口服补充元素钙 50~60mg/（kg·d），病程长者可持续 2~4 周，以维持血钙在 2~2.3mmol/L 为宜。

（2）不伴有惊厥发作，但血清游离钙 < 1mmol/L 或血清游离钙 < 0.8mmol/L 时，应静脉持续补充元素钙。

（3）对于某些新生儿，如患有严重 RDS、窒息、感染性休克，以及 PPHN 等，也应持续静脉补钙，使血清游离钙维持在 1.2~1.5mmol/L 或 1~1.4mmol/L，以预防低钙血症的发生。

注意事项：静脉推注时应密切监测心率和心律变化。

2. 补充镁剂
若使用钙剂后惊厥仍不能控制，应检查血镁。

3. 补充维生素 D
甲状旁腺功能不全者长期口服钙剂的同时还应给予维生素 D_2。

第十七节 新生儿产伤性疾病

一、头颅血肿

（一）临床表现

（1）多见于一侧顶部，生后数小时或数天头颅表面圆形肿胀，边缘清楚。不超越骨缝。血肿表面皮肤正常。初期肿物有张力，吸收过程有波动感。

（2）头颅血肿常与头颅水肿同时存在，当水肿消退后显出血肿。

（3）血肿较大者，可使新生儿黄疸加重。

（二）诊断与鉴别诊断

1. **诊断** 大多自然分娩，或有器械助产史（产钳或胎头吸引），头颅血肿的临床表现。

2. 鉴别诊断

（1）头颅水肿（产瘤、先锋头）。

（2）帽状腱膜下出血，为帽状腱膜与骨膜间出血。

（三）治疗

一般不需要治疗，注意局部皮肤清洁。

二、锁骨骨折

（一）临床表现

患儿多表现上肢活动受限，触动患侧时哭闹。数日后局部软组织肿胀。患侧拥抱反射消失。

（二）实验室检查

局部 X 线片有助于明确诊断。

（三）诊断与鉴别诊断

（1）多发于巨大儿和难产，有上述临床表现及局部 X 线片即可诊断。

（2）应与臂丛神经麻痹鉴别诊断。

（四）治疗

一般不需治疗，2 周左右可愈合。

三、臂丛神经麻痹

（一）临床表现

分上臂型和前臂型。

1. 上臂型 常见，损伤限于颈 5、6 神经，不能外展，上肢内收、内旋，下垂，不能外旋。前臂可旋前、外伸，不能后旋。肱二头肌反射消失，受累侧拥抱反射不能引出。

2. 前臂型 少见，颈 7、8 及胸神经受累；主要为患侧手腕活动消失；胸 1 神经受累，可见同侧眼睑下垂及瞳孔缩小（即 Homer 综合征）。

（二）诊断与鉴别诊断

（1）依据臀位、难产史及臂丛神经麻痹的临床表现即可诊断。

（2）鉴别诊断　肱骨头脱臼、肱骨骨折和锁骨骨折。

（三）治疗

前臂肘关节屈曲，用夹板固定于外展、外旋位。经 3~6 个月，部分患儿可以恢复正常。不能恢复者需要手术治疗。

第六章 遗传性疾病

第一节 概述

一、发病率

（1）出生婴儿中约 1.3% 有出生缺陷，缺陷原因为遗传、环境、感染、中毒等，约一半原因不明。

（2）人群中各类缺陷总发病率约 20%~25%，其中，染色体异常占 0.5%~1.0%，单基因病占 3%~5%，多基因病占 15%~20%。

二、染色体疾病

患者往往有智力障碍、面部畸形。

1. 数目异常

（1）**整倍体** 3n，4n。

（2）**非整倍体** 21 三体；Turner 综合征（45XO）；Klinefelter 综合征（47XXY）。

2. 形态、结构异常 缺失、重复、倒位、易位、插入、环状等。

3. 体型异常 断裂、裂隙、脆 X 综合征（Xq27.3）等。

4. 嵌合体 45，X0/46，XX；47，XX，+21/46，XX 等。

三、单基因病

单基因遗传由一对等位基因控制，按孟德尔规律遗传，所引起的疾病称为单基因病。

1. 常染色体显性遗传

（1）患者为杂合子（纯合子都流产了）；父母之一患病（也可能都没病，是突变导致发病）;垂直传代;子女中 1/2 概率患病，无性别差异。

（2）常见常染色体显性遗传疾病 软骨发育不全，Marfan综合征。

2. 常染色体隐性遗传

（1）患者为纯合子，疾病由父母双方遗传（父母都是携带者，所以禁止近亲结婚）；系谱呈水平传代；同胞中 1/4 患病，1/4正常，1/2 携带者；无性别差异。

（2）常见常染色体隐性遗传疾病有肝豆状核变性、戈谢病。

3. X 连锁显性遗传

（1）致病基因在 X 染色体，不论男女只要有致病基因就发病。

（2）父亲为患者 儿子全部正常；女儿全部患病。

（3）母亲为患者 子女 1/2 患病；无性别差异。

（4）女的发病多、男的发病重。

（5）常见 X 连锁显性遗传疾病 低磷抗 D 佝偻病，Alport综合征。

4. X 连锁隐性遗传

（1）致病基因在 X 染色体，男性带有该基因就发病，女性带有该基因为携带者。

（2）患者为男性 儿子全部正常；女儿全部为携带者。

（3）母亲为携带者 儿子 1/2 患病；女儿 1/2 为携带者。

（4）常见 X 连锁隐性遗传疾病 红绿色盲、进行性肌营养不良、肾性尿崩症。

四、多基因遗传

遗传性状是几对基因累积作用的结果，每对基因作用微小，且无显性、隐性之别。多基因遗传性疾病的形成是遗传和环境因素共同作用的结果，其中遗传因素产生影响的大小以遗传度表示。

（1）一级亲属发病率高于一般群体。

（2）缺陷愈严重，再现风险率愈高。

（3）同卵双胎发病率高。

（4）有人种倾向性。

第二节　染色体病

一、唐氏综合征

（一）概述

（1）随孕妇年龄增加而发病率提高。

（2）细胞遗传学特征是 21 号染色体 3 体性。

（3）主要特征为智力落后、特殊面容、体格发育落后、常伴有多发畸形。

（二）临床表现

（1）发病率约为 1/1000~1/600，新生儿身长、体重小于正常儿，皮肤细嫩。

（2）特殊愚钝面容　头小、脸圆而扁、眼距宽、眼裂外上斜、内眦赘皮、鼻梁低、鼻短、朝天鼻、嘴小、伸舌、小圆耳、耳轮上缘过度折叠。

（3）智能低下　性格温顺、贪玩。

（4）体格发育迟缓　四肢肌张力低、关节过伸、手宽厚、指短、小指内弯、草鞋足、骨骼异常（小骨盆、12 肋缺如等）/皮纹异常（通贯手、斗纹少、箕纹多等）、出牙晚。

（5）伴发畸形　50% 伴有各类先心病，易伴消化道畸形。

（6）女性有生育能力（子代 1/2 概率患本病）、男性无生育能力。

（7）白血病患病率高。

（三）遗传学基础

　　亲代之一的配子形成时或妊娠初期受精卵卵裂时出现染色体不分离，使一个配子缺失染色体，另一个配子有多余染色体，形成异常的单体型或三体型细胞，单体型患儿不能存活，故只能生出三体型。

1. 标准型 占95%，多一个21号染色体。

（1）47，XX，+21；47，XY，+21。

（2）受孕前第1次或第2次减数分裂不分离，配子中有2条21号染色体。

（3）多数不分离来源于母体，与孕妇高龄、卵细胞老化有关。

2. 易位型 占5%，多余的21号染色体挂在14号上面。

（1）46，XX，–14，+t（14q 21q）；46，XY，–14，+t（14q 21q）。

（2）配子形成过程中着丝粒融合、易位；父母之一携带易位染色体。

（3）携带者 45，XX/XY，–14，–21，+t（14q；21q）。

（4）子代1/4正常、1/4流产、1/4发病、1/4携带易位染色体。

3. 嵌合型 占2%~4%。

（1）47，XX，+21/46，XX；47，XY，+21/46，XY。

（2）受精卵在早期分裂过程中发生不分离，不分离发生越早，三体型细胞越多。

（四）辅助检查

外周血淋巴细胞染色体检查可发现21-三体，羊水细胞染色体检查可用于产前诊断。

（五）预防

（1）提倡适龄生育 大于35岁发生率迅速提高，年龄过小易发生易位型唐氏综合征。

（2）孕妇常规三联筛查 甲胎蛋白↓、游离雌三醇↓、游离人绒毛膜促性腺激素↑，用于妊娠15~21周。

（3）产前羊水检查指征 第一胎为21-三体、母亲年龄大于35岁、母亲为嵌合体、父母之一为平衡易位携带者。

（六）治疗

试用叶酸、谷氨酸、γ-氨酪酸、维生素 B_6 等治疗以提高智商。

（七）预后

（1）寿命长短主要取决于有无合并症，75% 活到 5 岁，50% 活至中年。

（2）智商随年龄增长而减低。

（3）75% 患儿在孕 3 月内死亡。

二、先天性卵巢发育不全综合征

（一）概述

（1）本病由 Turner 于 1938 年首先报道，故称为 Turner 综合征。

（2）该病因性染色体 X 呈单体性所致。

（3）患者的性腺发育障碍，卵巢被条索状纤维组织所取代。

（4）Turner 综合征的表型是女性，在活产女婴中约占 0.4‰，其发生率低是因为 X 单体的胚胎不易存活，约 99% 的病例发生流产。

（5）该病也是人类唯一能生存的单体综合征。

（二）临床表现

（1）生长迟缓，身材矮小（成人期身高 135~140cm）。

（2）颈短或有颈蹼，后发际低。

（3）盾形胸，乳头间距宽。

（4）多痣和肘外翻。

（5）青春期无性征发育、原发性闭经、外生殖器呈幼稚型，婚后不育。

（6）患者常伴有其他先天畸形，如主动脉缩窄。

（7）肾脏畸形（马蹄肾、易位肾等），指（趾）甲发育不良，第 4、5 掌骨较短，胫骨前突如镰刀状等。

（8）新生儿期即呈现身长、体重落后，颈部皮肤松弛，手足背先天性淋巴性水肿。

（9）大多数患儿智力正常，但也有的学习能力较差。

（三）诊断

（1）患儿血清雌二醇水平低，卵泡刺激素、黄体生成素（LH）明显增高。

（2）性染色质检查为阴性。

（3）确诊必须作染色体检查，其核型有以下几种类型。

①单体型 45，X 是最多见的一型，具有典型症状。

②嵌合型 45，X/46，XX，若以 46，XX 细胞为主，症状多数较轻。约 20% 可有青春期发育，月经来潮，部分可有生育能力，但其自然流产率和死胎率均高，且子代患染色体畸变的风险率亦高。

③X 染色体结构畸变型 一条 X 染色体长臂或短臂缺失，如 46，X，del（Xq）或 46，X，del（Xp）；还有 X 等臂染色体，如 46，X，i（Xq）或 46，X，i（Xp）。

（四）治疗

（1）本病的治疗以改善其成人期最终身高和性征发育，保证患儿心理健康为目的。

（2）争取早期确诊，尽早使用基因重组人生长激素，每晚 0.15U/kg 皮下注射，可使患儿身高明显增长。

（3）若其骨龄落后明显，可合并使用司坦唑醇每日 25~50mg/kg 口服，效果更好。

（4）同时定期检测甲状腺功能和骨龄发育情况。当骨龄达 12 岁以上时，可开始给予口服小剂量雌激素治疗，以促进乳房和外生殖器发育。常用的有炔雌醇或己烯雌酚（0.1~0.5mg/d）或妊马雌酮。

三、先天性睾丸发育不全综合征

（一）概述

（1）先天性睾丸发育不全综合征又称原发性小睾丸症，是男性不育的常见原因之一。

（2）患者体细胞中有一条额外的 X 染色体，影响了睾丸的正常发育。

（3）其发生率在男婴中约 1‰。

（二）临床表现

（1）患儿表型为男性，身材瘦高，青春期性发育障碍，睾丸小而硬，婚后不育。

（2）部分患者有皮肤细嫩，须毛少，声音高尖，甚至乳房发育。

（3）大多数患儿智能正常，但性格内向孤僻。

（4）少数有智能低下和精神异常。

（三）辅助检查

（1）血清睾酮水平低下，卵泡刺激素、黄体生成素水平增高。

（2）睾丸活检可见曲精管玻璃样变。

（3）染色体核型大多为 47，XXY（占 80%），其他尚有46，XY/47，XXY；46，XY/48，XXXY 等嵌合型，少数为 48，XXXY；49，XXXXY 或 50，XXXXYY 等。

（四）治疗

（1）本病若及早确诊，应自幼开始强化教育和训练，促进智能发育及正常性格形成。

（2）到 11~12 岁时，可采用长效睾酮制剂，如庚酸睾酮治疗，开始剂量每 3 周肌注 50mg，每隔 6~9 个月增加 50mg，直至成人维持量，每 3 周 200mg。

第三节　遗传代谢病

一、苯丙酮尿症

（一）概述

（1）肝脏中苯丙氨酸羟化酶缺乏所致。

（2）常染色体隐性遗传，父母均是苯丙酮尿症携带者，每生育一胎，1/4 概率为患儿；2/4 概率为携带者；1/4 概率为正常儿。

（3）目前我国开展新生儿筛查的疾病包括苯丙酮尿症和甲状腺功能减低（甲减）。

（二）发病机制

（1）典型苯丙酮尿症　肝细胞缺乏苯丙氨酸羟化酶，不能使苯丙氨酸代谢为酪氨酸，血中苯丙氨酸浓度升高，通过转氨酶代谢为苯丙酮酸，这些可对脑组织造成损伤，并从汗和尿排出，使甲状腺素、肾上腺素、黑色素三种激素不足。

（2）合成辅酶四氢生物蝶呤缺乏型苯丙酮尿症　合成辅酶四氢生物蝶呤是芳香族氨基酸代谢的共同辅酶，合成辅酶四氢生物蝶呤缺乏不仅导致苯丙氨酸不能氧化为酪氨酸，而且导致多巴胺、5-羟色胺等神经递质合成的受阻，神经损害更为严重，症状更重、治疗更困难。

（三）临床表现

（1）出生时正常（胎儿期母体代替其代谢）。1~3 个月后出现呕吐、喂养困难等。

（2）生后头发渐变黄，皮肤变白（黑色素不足），婴儿期湿疹重。

（3）4~9 个月期间出现智力发育迟缓（不可逆）。

（4）1/4 患儿在 18 个月之内出现癫痫，其他常见神经精神异常有多动、易激惹、肌张力高、震颤、反射亢进等。

（5）尿和汗有鼠尿味（苯乙酸）。

（6）大多数表现可逆，但智力发育落后很难改变。

（四）辅助检查

1. Gurthrie 试验

（1）目的　早期发现，早期治疗（3 个月内效果最佳），避免发生智能落后。

（2）对象　每一个出生哺乳 72 小时后的新生儿。

（3）方法　特殊滤纸片；足跟血斑 > 8mm；自然干燥后保

存于 4℃冰箱；3 天内送至筛查实验室。

（4）结果判定　血标本苯丙氨酸浓度 > 2mg/dl 为阳性，重复仍为阳性时应进行确诊试验（测定血苯丙氨酸浓度）。

2. 门诊筛查

（1）5ml 尿 + 10%$FeCl_3$ 数滴，变蓝绿色为阳性。

（2）1ml 尿 + 1mlDNPH（2,4-二硝基苯肼），变黄色为阳性。

（3）不能作为新生儿筛查，非特异性代谢异常都可为阳性；出生 4~6 周后血苯丙氨酸达到一定浓度才为阳性；尿间歇性排放（喝了奶才排放）。

3. 血苯丙氨酸、酪氨酸浓度测定

（1）苯丙氨酸 > 20mg/dl，酪氨酸低于正常，诊断苯丙酮尿症。

（2）苯丙氨酸 4~20mg/dl；高苯丙氨酸血症，需作苯丙氨酸负荷试验。

4. 苯丙氨酸负荷试验

（1）给苯丙氨酸负荷量后，定时取血，若苯丙氨酸 > 20mg/dl，诊断苯丙酮尿症。

（2）确诊病例在生后 3 个月、6 个月、1 岁、2 岁重复负荷试验，以了解苯丙氨酸羟化酶缺乏程度及成熟程度。

（五）分型

（1）四氢蝶呤代谢正常型　包括经典型、中度高苯丙氨酸血症、轻度高苯丙氨酸血症、四氢蝶呤反应性苯丙酮尿症。

（2）合成辅酶四氢蝶呤缺乏型　早期症状和实验室指标与苯丙酮尿症不易区分，给予低苯丙氨酸奶方治疗后，血苯丙氨酸浓度很快下降，但临床症状进行性恶化（抽动等神经系统受损症状）。

（六）预防

（1）避免近亲结婚（常染色体隐性遗传）。

（2）杂合子的检出（血苯丙氨酸浓度在 4~20mg/dl）。

（3）新生儿筛查。

（七）治疗

（1）治疗指征　血苯丙氨酸 > 10mg/dl。

（2）治疗时间　严格饮食疗法至少持续至 8 岁，有条件最好治疗至青春期。

（3）婴儿　停止母乳 / 牛乳喂养，改低苯丙氨酸奶方。

（4）> 1 岁儿童　无苯丙氨酸奶方 + 严格控制其他饮食（低苯丙氨酸食物）。

（5）监测苯丙氨酸血浓度，使维持在 2~10mg/dl；定期评估生长发育和智能发育。

二、肝豆状核变性

（一）概述

（1）遗传性铜代谢障碍导致的肝硬化和以基底节为主的脑变性疾病。

（2）表现为进行性加重的锥体外系症状、肝硬化、精神症状、肾功能损害、K–F 环。

（二）病因和发病机制

（1）正常时摄入的铜在肝细胞内与 α_2– 球蛋白牢固结合为铜蓝蛋白，循环中的铜 90%~95% 结合在铜蓝蛋白上，70% 的铜蓝蛋白在血管内，其余在血管外。

（2）铜作为辅基参与多种生物酶的合成，剩余的铜经胆汁、尿液、汗液排出体外。

（3）肝内合成的前铜蓝蛋白与铜结合存在障碍，铜蓝蛋白合成障碍是本病基本的遗传缺陷，由于铜不能结合为铜蓝蛋白而沉积在肝、肾、脑、角膜。

（三）临床表现

多见于青少年、起病缓慢，未经治疗者都会出现肝脏和神经损害症状。

1. 神经系统症状

（1）突出表现为锥体外系症状，肢体舞蹈样、手足徐动样动作。

（2）肌张力障碍、表情怪异，静止性、意向性、姿势性震颤。

（3）肌强直、运动迟缓、构音障碍、吞咽困难、屈曲姿势、慌张步态。

（4）还可有皮质、小脑、锥体系、下丘脑损害。

2. 肝脏症状

（1）非特异性慢性肝病表现。

（2）乏力、纳差、肝区疼痛、肝大或小、脾大、黄疸、腹腔积液、蜘蛛痣、上消化道出血、肝昏迷。

3. 眼部症状　　K-F环是重要体征，由于铜沉积于角膜后弹力层导致，多为双眼。

4. 其他

（1）皮肤色素沉着，以面部和双小腿伸侧明显。

（2）铜离子在肾小管沉积导致近端小管重吸收功能不良。

（四）辅助检查

（1）血清铜蓝蛋白和铜氧化酶活性　　血清铜蓝蛋白降低是诊断本病的重要依据，但与病情严重程度无关，铜氧化酶活性可间接反映血清铜蓝蛋白含量，活性强弱与铜蓝蛋白含量呈正比。

（2）血清铜　　90%患者血清铜降低，但与病情严重度无关。

（3）尿铜　　大多24小时尿铜含量显著增高，用排铜药物后进一步增高，体内蓄积的铜基本排出后尿铜量又降低，如尿铜增加不明显者可用青霉胺负荷试验，患者口服青霉胺后尿铜增加量高于常人。

（4）头颅CT或MRI　　多见脑萎缩、基底节低密度灶，特别是双侧豆状核区低密度灶最有特征性。

（五）治疗

原则为低铜饮食、药物减少铜吸收并增加铜排出。

1. 促进铜排泄

（1）青霉胺　　治疗首选，需终身服用，有时数月才起效，应做青霉素皮试。

（2）三乙基四胺 可用于青霉胺出现毒性反应者。

2.抑制铜吸收

（1）锌剂 通过竞争机制抑制铜在肠道的吸收，使铜排泄增多。

（2）硫化钾 使铜在肠道形成不溶性的硫化铜而排出。

第七章　免疫性疾病

第一节　原发性免疫缺陷病

一、概述

免疫缺陷病是指因免疫细胞和免疫分子发生缺陷引起的机体抗感染免疫功能低下的一组临床综合征。

分为遗传性和环境因素影响。原发性免疫缺陷病（PID）是由不同基因缺陷导致免疫系统功能损害的疾病。

二、分类

（1）T细胞和B细胞联合免疫缺陷。

（2）以抗体为主的免疫缺陷。

（3）其他已明确定义（基因表型）的免疫缺陷综合征。

（4）免疫调节失衡性疾病。

（5）先天性吞噬细胞数量和（或）功能缺陷。

（6）天然免疫缺陷。

（7）自身炎症反应性疾病。

（8）补体缺陷。

三、我国常见的几种PID

1. X连锁无丙种球蛋白血症　易发生化脓性和肠道病毒感染。

2. X连锁高免疫球蛋白M血症　中性粒细胞和血小板减少，溶血性贫血，可伴胆管和肝脏疾病、机会性感染，反复感染。

3. 湿疹、血小板减少伴免疫缺陷综合征　湿疹、反复感染和血小板减少。

4. 慢性肉芽肿病 吞噬细胞细胞色素基因突变致使杀伤功能减弱，导致慢性化脓性感染，形成肉芽肿。

5. 严重联合免疫缺陷病

（1）T 细胞缺陷，B 细胞正常 出生后不久即发生严重细菌或病毒感染。

（2）T 和 B 细胞均缺如 常染色体隐性遗传。

6. 常见变异型免疫缺陷病 年长儿或青年人反复呼吸道感染，包括鼻窦炎、肺炎和支气管扩张。

四、原发性免疫缺陷病的共同临床表现

1. 反复感染 是最常见的表现，表现为反复、严重、持久、难治的感染。

2. 肿瘤和自身免疫性疾病 淋巴系统肿瘤最常见。

五、诊断

1. 病史和体检

（1）过去史 脐带延迟脱落是白细胞黏附分子缺陷Ⅰ型（LAD1）的重要线索。严重的麻疹和水痘病程提示细胞免疫缺陷。

（2）家族史 1/4 的患儿家族能发现因感染致早年死亡的成员。

2. 体格检查 严重或反复感染可致体重下降、发育滞后、营养不良、轻中度贫血和肝脾肿大。

3. 实验室检查 分为三个层次进行：①初筛试验，在疾病的初期筛查过程中尤其重要；②进一步检查；③特殊或研究性试验。

六、治疗

1. 一般治疗 包括预防和治疗感染。

2. 替代治疗

（1）静脉注射丙种球蛋白。

（2）高效价免疫血清球蛋白。

（3）血浆。

（4）其他替代治疗　新鲜白细胞、细胞因子治疗，酶替代治疗。

3. 免疫重建

（1）胸腺组织移植。

（2）干细胞移植　胎肝移植，骨髓移植，脐血干细胞移植，外周血干细胞移植。

4. 基因治疗　处于探索和临床验证阶段。

第二节　继发性免疫缺陷病

一、概述

1. 病因　继发性免疫缺陷病（SID）是出生后因不利的环境因素导致免疫系统暂时性功能障碍，一旦不利因素被纠正，免疫功能即可恢复正常。

营养紊乱是儿童时期最常见的 SID 的原因。

2. 临床表现和处理　最常见的临床表现为反复呼吸道感染。也有胃肠道感染者，一般症状较轻，但反复发作，形成"营养不良 – 免疫功能下降 – 感染 – 加重营养不良"的恶性循环，构成了儿童时期重要的疾病谱。

SID 的治疗原则是治疗原发性疾病，去除诱发因素。

二、获得性免疫缺陷综合征（艾滋病）

获得性免疫缺陷综合征（AIDS），即艾滋病，是由人类免疫缺陷病毒（HIV）所引起的一种传播迅速、病死率极高的感染性疾病。

（一）病因

HIV 属 RNA 病毒，HIV–Ⅰ和 HIV–Ⅱ均可引起 AIDS。

（二）流行病学

1. 传染源　患者和无症状病毒携带者。

2. 传播途径 母婴传播，血源传播，其他途径。

（三）病理

（1）HIV 感染后可见淋巴结和胸腺等免疫器官病变。

（2）淋巴结呈反应性病变和肿瘤性病变。

（四）临床表现

AIDS 根据临床表现分为：无临床表现（N），轻度临床表现（A），中度临床表现（B）和严重临床表现（C）。

结合免疫学状况又可分为：无免疫学抑制（N1，A1，B1，C1）、中度免疫学抑制（N2，A2，B2，C2）和严重免疫学抑制（N3，A3，B3，C3）。

1. 无临床表现（N） 儿童无任何感染的症状和体征，或仅有轻微临床表现中的一种情况。

2. 轻度临床表现（A） 儿童具有下列 2 个或更多的表现，但无中度和严重临床表现期的情况：淋巴结病（> 0.5cm，发生在 2 个部位以上，双侧对称分布）；肝肿大；脾肿大；皮炎；腮腺炎；反复或持续性上呼吸道感染、鼻窦炎或中耳炎。

3. 中度临床表现（B） 除 A 类表现外，尚有以下表现。

（1）贫血（Hb < 80g/L），中性粒细胞减少（< 1×10^9/L），或血小板减少（< 100×10^9/L），持续 30 天。

（2）细菌性脑膜炎、肺炎或败血症（纯培养）。

（3）6 个月婴儿持续 2 个月以上的口腔念珠菌病。

（4）心肌病。

（5）发生于出生后 1 个月内的巨细胞病毒感染、反复和慢性腹泻、肝炎。

（6）单纯疱疹病毒性口腔炎，1 年内发作 2 次以上；单纯疱疹病毒性毛细支气管炎、肺炎或食管炎，发生于出生 1 个月内。

（7）带状疱疹至少发作 2 次或不同皮损部位。

（8）平滑肌肉瘤伴有 EB 病毒感染。淋巴样间质性肺炎或肺淋巴样增生综合征。

（9）肾病。

（10）诺卡菌属感染，持续发热 1 个月以上。

（11）弓形虫感染发生于出生后 1 个月内。

（12）播散性水痘。

4. 严重临床表现（C） 包括以下情况。

（1）严重反复和多发性细菌感染。

（2）念珠菌感染累及食管、气管、支气管和肺；深部真菌感染，呈播散性（肺、肺门和颈淋巴结以外的区域）。

（3）隐球菌感染伴持续腹泻 1 个月以上。

（4）巨细胞病毒感染发生于出生 1 个月内，累及肝、脾和淋巴结以外的区域。

（5）脑病　以下表现之一，至少持续 2 个月，找不到其他原因者：①发育滞后或倒退，智能倒退；②脑发育受损；头围测定证实为后天性小头畸形或 CT/MRI 证实为脑萎缩；③后天性系统性运动功能障碍，如瘫痪、病理性反射征、共济失调和敏捷运动失调，具有 2 项者。

（6）单纯疱疹病毒性黏膜持续 1 个月以上，或单纯疱疹病毒性支气管炎、肺炎或食管炎发生于出生 1 个月以后。

（7）组织胞浆菌累及肺、肺门和颈淋巴结以外的区域。

（8）卡波西肉瘤。

（9）结核病，肺外播散型。

（10）卡氏肺囊虫性肺炎。

（11）进行性多发性白质性脑病。

（12）沙门菌属（非伤寒）脓毒血症，反复发作。

（13）脑弓形虫感染发生于出生 1 个月以后。

（14）消耗综合征。

（五）实验室检查

（1）病原学诊断。

（2）免疫缺陷的试验诊断。

（六）诊断

婴儿出生后 6 周采集第一份血样本，若第一份血样本检测呈阳性反应，尽快再次采集第二份血样本进行检测。若两份均为阳性反应，诊断儿童 HIV 感染。

1. 小儿无症状 HIV 感染

（1）流行病史 ①HIV 感染母亲所生的婴儿；②输入未经 HIV 抗体检测的血液和血液制品史。

（2）临床表现 无任何症状、体征。

（3）实验室检查 ≥18 个月儿童，HIV 抗体阳性，经确认试验证实；患儿血浆中 HIV RNA 阳性。

（4）确诊标准 ①≥18 个月小儿，具有相关流行病学史，实验室检查中任何一项阳性可确诊；②<18 个月小儿，具备相关流行病学史，2 次不同时间的血浆样本 HIV RNA 阳性可确诊。

2. 小儿 AIDS

（1）流行病学史 同无症状 HIV 感染。

（2）小儿 AIDS 的特点 ①HIV 感染后，潜伏期短、起病较急、进展快；②偏离正常生长曲线的生长停滞是小儿 HIV 感染的一种特殊表现；③易发生反复的细菌感染，特别是对多糖荚膜细菌更易感染；④慢性腮腺炎和淋巴细胞间质性肺炎常见；⑤婴幼儿易发生脑病综合征，且发病早、进展快、预后差。

（3）实验室检查 HIV 抗体阳性并确认试验证实，患儿血浆中 HIV RNA 阳性；外周血 $CD4^+$ T 淋巴细胞总数减少，$CD4^+$ T 淋巴细胞占淋巴细胞的百分比减少。

（4）确诊标准 患儿具有一项或多项临床表现，≥18 个月患儿 HIV 抗体阳性（经确认试验证实）或 HIV RNA 阳性可确诊；<18 个月患儿 2 次不同时间的样本 HIV RNA 阳性可确诊。有条件应做 $CD4^+$ T 淋巴细胞计数和百分比以评估免疫状况。

（七）治疗

1. 抗逆转录病毒治疗的指征 所有抗逆转录病毒药物均可用于儿童病例，目前使用抗病毒药物的指征如下：①HIV 感染的临床症状；$CD4^+$ T 淋巴细胞绝对数和百分比下降，达到中度或严重免疫抑制；②年龄在 1 岁以内的患儿，无论其临床、免疫学或病毒负荷状况；③年龄大于 1 岁患儿，无临床症状。

2. 抗病毒治疗

（1）核苷类逆转录酶抑制剂。

（2）非核苷类逆转录酶抑制剂。

（3）蛋白酶抑制剂。

3. 免疫学治疗　基因重组 IL-2 与抗病毒药物同时应用。

（八）预防

（1）普及艾滋病知识，减少育龄期女性感染 HIV。

（2）HIV 感染者避免妊娠，HIV 感染或 AIDS 孕妇应规劝其终止妊娠或尽量剖宫产。

（3）严格禁止高危人群献血。

（4）HIV 抗体阳性母亲及新生儿应服用齐多夫定（AZT）。

（5）严格控制血液及各种制品的治疗。

（6）疫苗预防。

第三节　风湿热

一、概述

（1）A 组乙型溶血性链球菌感染后发生的结缔组织免疫性炎性病变。

（2）主要累及心脏和关节，少数累及中枢神经系统和皮肤。

（3）及时使用青霉素治疗链球菌性咽峡炎可以预防本病。

二、临床表现

链球菌性咽峡炎感染后潜伏 1 周至数周，发作后如不治疗活动期不超过 6 个月，但是可以反复发作。

1. 关节炎

（1）不对称、多个、四肢大关节、游走性受累；红肿热痛、活动障碍。

（2）症状消失后不留畸形，X 线未见关节面破坏。

2. 心脏炎

（1）心肌炎 轻者无症状，重者有不同程度的心衰。

（2）心内膜炎 主要累及二尖瓣和主动脉瓣，导致关闭不全；反复发作形成瘢痕就是心脏瓣膜病。

（3）心包炎 心前区疼痛、心包摩擦音、心音遥远、颈静脉怒张、肝大。

3. 舞蹈病

（1）四肢和面部肌肉不自主的快速运动。

（2）兴奋和注意力集中时加剧、入睡后消失。

4. 皮肤症状 环形红斑、皮下结节。

三、辅助检查

1. 链球菌感染的证据 由于经过一段潜伏期咽拭子培养仅1/3 阳性，抗链 O 抗体升高。

2. 活动性证据 白细胞、中性粒细胞增高，核左移，贫血，血沉快，C- 反应蛋白阳性。

四、诊断标准

（1）在证实链球菌感染的前提下 2 项主要表现或 1 项主要表现 +2 项次要表现。

（2）主要表现 关节炎、心脏炎、舞蹈病、环形红斑、皮下结节。

（3）次要表现 关节痛、P-R 间期延长、发热、血沉和 C- 反应蛋白高、有风湿热既往史。

五、治疗

（1）卧床休息 尤其是有心脏炎和心衰的患者，防止心功能下降。

（2）清除链球菌 青霉素治疗 2 周。

（3）抗炎治疗 有心脏炎的用激素治疗，泼尼松 1.5~2mg/（kg·d），最多 60mg/d，一般 2~4 周后减量，总疗程 8~12 周，

减量后停药前阿司匹林接替；无心脏炎的用<u>阿司匹林。</u>

（4）对症治疗　心脏炎合并心衰时洋地黄应慎用，1/2~1/3 剂量，舞蹈症可用苯巴比妥、地西泮，关节痛可用<u>阿司匹林 + 制动。</u>

第四节　幼年特发性关节炎（JRA）

一、概述

（1）幼年特发性关节炎是儿童时期常见的结缔组织病。

（2）以慢性关节炎为主要特征。

（3）病变基础是关节滑膜与连接组织的慢性炎症，关节病变持续时间较长将出现关节软骨或软骨下骨组织损伤，并导致永久性关节残疾。

（4）伴全身多系统受累，全身症状比成人突出，也是造成小儿失明的首要原因。

二、病因和发病机制

（1）病因不明。

（2）在感染及环境因素影响下，易感个体出现体液免疫和细胞免疫异常，自身抗原与自身抗体形成免疫复合物沉积于组织中而出现病理变化。

三、幼年类风湿的临床分型

1. <u>全身型</u>　发热、皮疹、关节痛、肝脾淋巴结肿大。

（1）男女比例近似，任何年龄都可发病。

（2）<u>发热</u>　为特征表现；弛张高热可达 39~40℃，可以自然降至正常，发热时重病容，热退后活动如常，常复发。

（3）<u>皮疹</u>　为特征表现；<u>多型性红色斑丘疹</u>，任何部位，随体温升降时隐时现。

（4）<u>肝脾肿大及淋巴结肿大</u>　发热时严重。

（5）胸膜炎、心包炎。

（6）关节肌肉症状 典型的关节炎或只有关节痛，发热时疼痛更明显。

（7）25%患者可能发生关节功能障碍。

2. 多关节型

（1）女孩多于男孩，慢性、对称性、多发性关节炎，受累关节≥ 5个。

（2）关节表现 先累及大关节，表现为关节肿、触痛、发热和关节活动受限，常有晨僵，但是一般不红，渐累及小关节、颈椎。

（3）全身症状较轻，如低热、贫血、不适。

（4）类风湿因子阳性 多发于8岁以后，关节症状重，多有关节畸形，容易出现类风湿结节、HLA–DR4 阳性率增高。

（5）类风湿因子阴性 发病于任何年龄，症状轻，关节强直变形较少。

3. 少关节型

（1）受累关节小于5个，膝、肘大关节多发，常为非对称性。

（2）少关节Ⅰ型 小女孩多见，较少发生关节畸形。可发生慢性虹膜睫状体炎，部分可能发展为多关节受累。

（3）少关节Ⅱ型 大男孩多见，常有家族史，HLA–B27 阳性，急性自限性虹膜睫状体炎，很少伴有视力损害，可发展为强直性脊柱炎。

四、辅助检查

（1）类风湿因子（RF） 多见于多关节型大于8岁的患者，阳性者关节病变严重、常有类风湿结节，全身型和少关节型都是阴性。

（2）抗核抗体（ANA） 一般女孩阳性居多，与慢性虹膜睫状体炎有关。

（3）急性期反应产物 白细胞和中性粒细胞增加、轻度贫血、血沉升高、C– 反应蛋白升高。

五、诊断标准

（1）发病年龄在 16 岁以下。

（2）病程在 6 周以上。

（3）1 个或几个关节炎症，表现为关节肿胀或积液，以及具备 2 种以上体征，如关节活动受限、关节活动时疼痛或触痛及关节局部发热。

（4）除外其他类型幼年关节炎。

（5）根据发病最初 6 个月临床表现确定类型。

六、鉴别诊断

（1）全身型　感染、恶性病、其他结缔组织病（系统性红斑狼疮、风湿热）。

（2）少关节型　化脓性关节炎、关节结核。

（3）多关节型　莱姆病。

七、治疗

1. NSAID 类

（1）通过抑制前列腺素的产生而起到消炎止痛作用。

（2）能缓解症状，不能消除致炎原因，对疾病的基本过程无影响，不能阻止病变的继续发展，不能合用，副作用包括出血、胃肠道反应、肾功能损害。

（3）常用制剂　阿司匹林、萘普生、布洛芬、双氯芬酸。

2. 改变病情类药物

（1）药理作用不完全清楚，作用缓慢；调整患者的免疫功能，改变病情。

（2）柳氮磺胺吡啶、甲氨蝶呤（MTX）、雷公藤、羟基氯喹。

3. 糖皮质激素

（1）有效地控制急性症状，降低机体对有害刺激的反应，使机体在不良环境中维持必要的生理功能。

（2）不能阻断类风湿关节炎的病情进展以及关节破坏和骨侵蚀。

（3）全身型 JRA 和伴有虹膜睫状体炎者有适用激素的指征，能控制症状的最小剂量、避免长期使用。

八、预后

（1）迁延多年，急性发作与缓解交替。

（2）早期治疗大部分预后良好，成年期自行缓解。

（3）慢性关节炎有可能造成关节畸形，功能丧失。

（4）少关节型不伴虹膜睫状体炎，可保持关节功能正常。

（5）进入青春期后，病情趋向平稳。

第五节　过敏性紫癜

一、概述

（1）一种以小血管炎为主要病理改变的全身性血管炎综合征。

（2）好发于儿童和青少年。平均发病年龄 5~6 岁、发病高峰 3~17 岁，春秋季发病多。

（3）全身多系统损害（皮肤、关节、消化道、肾脏），非血小板减少性紫癜、关节肿痛、腹痛、便血、血尿、蛋白尿，预后大多良好。

二、临床表现

1. 皮疹

（1）好发于臀部及四肢，尤以下肢伸侧多见，对称分布，分批出现，新旧并存。

（2）散在小粉红色斑丘疹、高出皮面、压之褪色→颜色加深、斑点扩大暗红色→融合成片、高出皮肤、压之不褪色→颜色变淡、消退。

2. 肾脏病变

（1）蛋白尿、血尿、管型、水肿、高血压。

（2）肾脏病变的轻重与预后密切相关。

3. 胃肠道

（1）脐周或下腹部绞痛（<u>症状重、压痛相对轻</u>）、恶心、呕吐、便血。

（2）重者可发生机械性<u>肠梗阻、肠套叠、肠穿孔</u>等并发症。

4. 关节

（1）游走性多关节、大关节受累，关节疼痛、肿胀、活动受限，关节腔有渗出。

（2）<u>在几天内消失，不留畸形。</u>

三、诊断标准

（1）发病年龄小于 20 岁。

（2）<u>反复出现皮肤紫癜。</u>

（3）急性腹痛。

（4）<u>组织切片显示小静脉和小动脉周围有中性粒细胞浸润。</u>

（5）多于以上 2 项可以诊断。

四、鉴别诊断

（1）<u>血小板减少性紫癜</u>　皮疹不高出皮面、多位于前胸为针尖状、血小板降低。

（2）细菌感染　起病急骤、恶化快、全身中毒症状重、高热、血白细胞高。

（3）类风湿关节炎　关节病变不是自限性的。

（4）急腹症　压痛比疼痛更明显。

（5）IgA 肾病　免疫病理是否有 IgA 沉积。

五、治疗原则

（1）祛除病因（避免接触过敏原）、抗过敏（抗组胺药）。

（2）对症治疗。

（3）糖皮质激素和免疫抑制剂　激素对腹型紫癜最有效、表现为肾病或急性肾炎者可用激素冲击治疗，重症肾损害者可合用免疫抑制剂。

（4）抗凝　小剂量肝素（预防紫癜肾炎）、阿司匹林、潘生丁。

六、预后

（1）可自愈、易复发。

（2）难治性肾脏病变是主要死因。

第六节　川崎病

一、发病情况

我国春夏为主，发病高峰年龄4岁内占80%，病死率0.25%。

二、临床表现

1. 皮肤

（1）发热2~3天后出现弥漫性充血性斑丘疹、多形性红斑样或猩红热样皮疹，偶见痱疹样皮疹。

（2）多见于躯干，但无疱疹及结痂，约1周消退。

（3）手足呈硬性水肿，手掌和足底早期潮红，10天后呈特征性指（趾）端大片状脱皮。

（4）急性期会阴部、肛周皮肤潮红和脱屑。

（5）卡介苗接种部位再现红斑或硬肿。

2. 黏膜

（1）双侧结膜充血。

（2）口唇潮红，有皲裂或出血。

（3）杨梅舌。

3. 淋巴结

（1）一过性、非化脓性淋巴结肿大。

（2）颈部最显著。

（3）多为单侧。

三、诊断标准

发热 5 天以上，伴有下列 5 项临床表现中 4 项者，排除其他疾病后，即可诊断为川崎病。

（1）四肢变化　急性期掌跖红斑，手足硬性水肿。

（2）多形性红斑。

（3）眼结膜充血，非化脓性。

（4）唇充血皲裂，口腔黏膜弥漫充血，杨梅舌。

（5）颈部淋巴结肿大。

四、辅助检查

（1）白细胞总数明显升高，核左移。

（2）血小板数明显升高，可达（800~2000）× 10^9/L。

（3）高凝状态。

（4）血沉升高，C– 反应蛋白升高，血白蛋白降低。

（5）血免疫球蛋白升高。

（6）肝功能、脑脊液及尿常规的异常。

（7）心电图和超声检查异常。

五、合并症

1. 川崎病的心脏病变

（1）最早的心脏受累可发生在起病 10 天内。

（2）心脏炎、充血性心力衰竭、渗出性心包炎、二尖瓣和主动脉瓣关闭不全、各种心率紊乱，甚至心源性休克。

（3）心电图　ST 段低平，T 波平坦或倒置，低电压和传导阻滞。

（4）超声相应的改变。

2. 最重要的并发症　冠状动脉病变。

（1）一过性冠状动脉扩张（1/2）。

（2）冠状动脉瘤（15%~30%）。

危险因素如下。

①年龄小于 1 岁的男孩，发热超过 16 天。

②退热 8 小时后又反复发热。

③除传导阻滞以外的心律失常，心脏扩大。

④心脏扩大。

⑤**实验室指标** 白蛋白小于 35g/L；C- 反应蛋白阳性；白细胞 $\geq 30 \times 10^9$/L；血小板小于 35×10^9/L。

3. 其他并发症

（1）胆囊积液。

（2）关节炎。

（3）腹痛、腹泻等消化道症状。

（4）咳嗽、流涕等呼吸道症状。

（5）神经系统受累 无菌性脑膜炎。

（6）心电图和超声检查异常。

六、鉴别诊断

（1）皮疹 各种病毒感染、葡萄球菌感染、JRA 全身型等。

（2）淋巴结肿大 急性淋巴结炎、淋巴结结核、EB 病毒感染、淋巴瘤以及白血病等。

（3）心脏异常 病毒性心肌炎、风湿性心脏炎等。

（4）其他风湿性疾病。

七、治疗

（1）阿司匹林 30~100mg/（kg·d），14 天减至 3~5mg/（kg·d）。

（2）静脉注射丙种球蛋白 400mg/(kg·d)，5 天；1g/（kg·d），2 天；2g/（kg·d），1 天。

（3）**糖皮质激素**

①用于静脉注射丙种球蛋白无效、严重并发症者。

②短期应用泼尼松龙冲击。

第八章　感染性疾病

第一节　病毒感染

一、麻　疹

（一）概述

（1）发热、上呼吸道炎症明显。

（2）麻疹黏膜斑；全身红色斑丘疹。

（3）疹退后糠麸样脱屑并留有色素沉着（色素不是总存在）。

（二）病因

（1）麻疹病毒可在患者前驱期及出疹期的鼻、眼、气管分泌物、血及尿中分离得到。

（2）此病毒在体外生活力弱，不耐热，对日光和消毒剂均敏感，在低温下能长期保存。

（三）流行病学

（1）传染源　患者是唯一的传染源。患者在潜伏期末 2~3 天到出疹后 5 天都具有传染性。

（2）传播途径　主要通过飞沫传播，也可通过污染用品等间接传播（少，因为病毒在体外存活能力差）。

（2）易感人群　是指未患过麻疹或已接种过主动免疫抗体已消失的人。

（四）发病机制

（1）病毒进入易感人体后出现两次病毒血症。

（2）第一次病毒血症为潜伏期。

（3）第二次病毒血症为临床前驱期－临床期。

（五）临床表现

（1）潜伏期　6~18 天，平均 10 天左右（病毒感染都是 2 周左右）。

（2）前驱期　一般为 3~4 天。显著的症状是<u>发热、上呼吸道感染症状</u>和<u>畏光、结膜充血及麻疹黏膜斑</u>。

（3）出疹期　发热 3~4 天出现皮疹。皮疹顺序自耳后、发际及颈部开始，然后自上而下波及躯干和四肢。<u>发疹时发热等全身症状也达到极点（疹出热更高）；充血性斑丘疹，疹间皮肤正常</u>。

（4）恢复期　全身症状好转。<u>疹退处有麦麸状脱屑，留有棕色色素沉着</u>，经 7~10 天完全消退。

（六）并发症

<u>发病时机体的免疫力极度低下</u>。

（1）肺炎　最常见，是麻疹死亡的主要原因。

（2）喉炎　是麻疹自身症状之一。

（3）脑炎　麻疹的轻重与脑炎无关，脑炎症状的轻重也与预后无关。

（4）<u>亚急性硬化性全脑炎</u>　很少见，主要见于年长儿，症状为智力、情绪改变，学习成绩下降，后发生肌阵挛性抽搐，最终发生去大脑强直状态。

（5）其他　营养不良与维生素缺乏，结核病恶化。

（七）实验室检查

（1）早期辅助诊断　多核巨细胞检查、病毒抗原。

（2）血常规　白细胞下降，淋巴细胞升高。

（3）病毒分离。

（4）抗体检测　中和抗体、补体结合抗体等。

（八）诊断

（1）了解流行病学史　当地麻疹流行史、麻疹患者接触史、患儿免疫接种史。

（2）临床表现　具备各期临床表现。

（3）特异检查 从鼻咽部涂片找到多核巨细胞，病毒分离和血清学检查（+）。

（九）预防

1.控制传染源

（1）隔离患者 一般患者应隔离至出疹后 5 天，若并发肺炎，延至疹后 10 天。

（2）易感者接触后检疫 应隔离检疫 3 周。

2.切断传播途径

（1）患者停留过的房间用紫外线照射消毒或通风半小时。

（2）患者衣物在阳光下暴晒或用肥皂水清洗。

3.增强免疫力，保护易感人群

（1）主动免疫 给 8~12 个月儿童接种麻疹减毒活疫苗。15~20 个月再接种 1 次，以后学龄前再复种 1 次。

（2）被动免疫 接触麻疹后 5 天内肌内注射丙球或胎球，可免患麻疹。

（十）治疗

（1）主要为加强护理、减轻症状，防止并发症。

（2）护理 多喝水，吃易消化的营养丰富的食物。休息、保持空气新鲜、适宜的温度。口腔、眼、皮肤黏膜清洗。

（3）对症治疗 退热、镇惊、镇咳。

（4）中医 清热解毒透疹为主，切忌"疹毒内陷"。

二、脊髓灰质炎

（一）流行病学

（1）传染源 人是脊髓灰质炎病毒唯一的自然界宿主，患者、隐性感染者、无症状病毒携带者是传染源，轻型无麻痹者和无症状携带者是主要的传染源。

（2）传播途径 粪－口途径为主，发病初期咽部排毒，可通过飞沫传播，但短暂。

（3）易感性 普遍易感，可获得同型病毒持久免疫。

（4）流行特征　多见于6个月至5岁的小儿，夏秋季多见，年长儿和成人发生瘫痪比例多，Ⅰ型病毒引起瘫痪者比例高。

（二）发病机制

（1）病毒在咽部扁桃体和肠道淋巴组织内繁殖，可刺激机体产生特异性抗体。

（2）病毒进入血液形成病毒血症，<u>侵犯非神经组织引起前驱症状</u>。

（3）如病毒被中和抗体清除可使疾病停止进展，不发生神经系统表现。

（4）如病毒通过血脑屏障，可引起脊髓前角灰质炎，轻者不发生瘫痪、重者发生瘫痪。

（三）病理解剖

（1）病灶特点为散在不对称、多发，脊髓病变以<u>前角运动细胞最明显</u>，颈段和腰段受损严重，<u>尤其是腰段</u>，故四肢瘫痪，<u>尤其是下肢瘫多见</u>。

（2）长期瘫痪者受损神经所支配的肌肉纤维发生萎缩。

（四）临床表现

分为无症状型、顿挫型、无瘫痪型和瘫痪型。

1. 前驱期　发热、上呼吸道感染和胃肠炎表现。多数持续1~4天，<u>病情不再发展而痊愈则为顿挫型</u>。

2. 瘫痪前期

（1）发热和中枢神经系统受累表现，但<u>尚未出现瘫痪</u>，表现为高热、烦躁不安、嗜睡、头痛、肌肉疼痛、感觉过敏，肌肉疼痛以活动和体位改变时最明显。

（2）少数患者剧烈头痛、呕吐、颈抵抗、Kernig征阳性，可能有短暂意识障碍。

（3）如3~5天恢复则为无瘫痪型。

3. 瘫痪期　软瘫、无感染障碍，<u>瘫痪多不对称、累及单个肢体</u>，常见四肢瘫，下肢瘫更多见。

4. 恢复期　从肢体远端小肌群开始恢复，轻者1~3个月恢复，重者 12~18 个月恢复。

5. 后遗症期 1~2 年不能恢复者为后遗症，可导致肌肉萎缩和畸形。

（五）辅助检查

（1）急性期血沉增加。

（2）脑脊液 发病 1 周时出现异常，类似病毒性脑膜炎改变，热退后白细胞恢复而蛋白质增加，出现蛋白细胞分离，糖和氯化物正常。

（3）病毒分离 发病 1 周内从咽部、血液、脑脊液、粪便内可分离病毒，粪便内病毒存在时间长，从潜伏期到发病后 3 周。

（4）抗体滴度 4 倍升高有诊断意义，补体结合抗体发病 2~3 个月消失，阳性可作近期诊断；ELISA 可测血中特异性 IgM 抗体。

（六）治疗

（1）前驱期和瘫痪前期 卧床休息，避免肌内注射、手术等刺激，严重者可短期使用激素。

（2）瘫痪期 维生素 C 和能量合剂利于肌肉功能的恢复，瘫痪停止进展后应用加兰他敏和地巴唑，促进神经肌肉的传导。

（七）预防

（1）口服减毒活疫苗，第一次于出生后 2 个月，连续 3 次、每次间隔 1 个月，4 岁加强一次；服用 2 周后可产生中和抗体。

（2）应于冬春季服用，避免开水服用，免疫功能缺陷者只能用灭活疫苗。

（3）及时隔离患者至少到发病后 20 天，密切接触者注射丙种球蛋白，每月一次、连续 2 次。

三、水痘

（一）概述

皮肤和黏膜相继出现斑丘疹、水疱疹和结痂疹，且三期皮疹同时存在。

（二）病因

（1）病原为<u>水痘 - 带状疱疹病毒</u>，此病毒存在于<u>患者疱疹的疱浆内</u>。

（2）此病毒可引起水痘和带状疱疹两种不同的临床症状。前者是对病毒完全没有免疫力；后者见于具有部分免疫力者。

（三）流行病学

（1）**传染源**　水痘和带状疱疹患者，以水痘患者为主。

（2）**传播途径**　通过<u>空气飞沫传播</u>或接触患者疱疹内的疱浆而感染。

（3）**易感人群**　任何年龄均能感染，以学龄儿童及幼儿多见。易感儿与带状疱疹患者接触，也可发生水痘。<u>感染后可获得终身免疫</u>。

（四）临床表现

（1）**潜伏期**　10~21 天，平均 14~16 天。

（2）**发病情况**　在疹前可有轻微发热及食欲减退的前驱症状。大多往往先见皮疹或同时发热。<u>发热轻，前驱期不到 1 天</u>。

（3）**皮疹分布特点**　<u>呈向心性分布，以躯干、头皮（发际）、颜面多见，四肢远端稀少</u>。

（4）**初起**　红色小丘疹或斑疹。

（5）**6~8 小时**　变成水疱疹，壁薄，很易破。

（5）**24 小时内**　疱液从清亮变浊，然后干燥、结痂。

（6）**出疹后 5~10 天**　痂皮脱落，不留瘢痕。

（7）由于皮疹成批不断出现，故在一个人身上可同时见到斑疹、丘疹、水疱疹和结痂等各期皮疹，这是本病的重要特征之一。

（五）实验室检查

（1）**病毒分离**　出疹 3~4 天，从疱浆中分离病毒。

（2）**血清学检查**　急性期和 2 周后血清检查如抗体有 4 倍增高有诊断意义。

（六）并发症

继发于皮肤细菌感染、水痘脑炎、水痘肺炎、多发性神经根炎、心肌炎、瑞氏综合征等。

（七）诊断

（1）病前有水痘接触史，前驱期短或缺乏。

（2）同一时期内可见三期皮疹。

（3）皮疹呈向心性分布。

（4）疱疹位置肤浅，囊壁薄，内含透明液体。

（八）预防

（1）隔离患者　直至<u>全部皮疹结痂为止。</u>

（2）保护易感者

①主动免疫　水痘减毒活疫苗预防。

②被动免疫　在<u>接触水痘 3 天内</u>，肌内注射丙种球蛋白、水痘－带状疱疹免疫球蛋白（VZIG），可减轻症状，但不降低发病率。

（九）治疗

（1）主要是对症治疗，休息、退热，多饮水。预防皮肤细菌感染。

（2）抗病毒　阿糖胞苷、阿昔洛韦、干扰素等。

（3）水痘较密集时可用维生素 B_{12} 肌内注射，可加速临床好转。

（4）对免疫功能低下者的处理　肌内注射大量丙球或 VZIG，对长期用激素者应短期内将激素减至治疗量的 1/5～1/10。

四、传染性单核细胞增多症

（一）概述

传染性单核细胞增多症（IM）是由 EB 病毒所致的急性感染性疾病，主要侵犯儿童和青少年。

（二）病因

（1）病原为 <u>EB 病毒</u>，此病毒属于疱疹病毒属。

（2）此病毒是一种嗜淋巴细胞的 DNA 病毒，有潜伏和转化特征。

（三）流行病学

（1）传染源　患者和隐性感染者。

（2）传播途径　通过口－口传播或飞沫传播。

（3）易感人群　任何年龄均能感染，以儿童和青少年多见。

（四）临床表现

（1）潜伏期 5~15 天。

（2）发热，咽峡炎，淋巴结肿大，肝脾肿大，皮疹。

部分患者出现多形性皮疹，多见于躯干，大多在 4~6 日出现，持续 1 周左右消退。消退后不脱屑无色素沉着。

（五）实验室检查

（1）血常规　外周血常规改变，早期白细胞总数可正常或偏低，以后逐渐升高 >10×10⁹/L，可出现异型淋巴细胞。异型淋巴细胞超过 10% 或其绝对值超过 1×10^9/L 具有诊断意义。

（2）血清嗜异性凝集试验　起病 1 周内阳性率达 80%~90%。

（3）EBV 特异性抗体检测　VCA–IgM 阳性是新近 EBV 感染的标志。

（六）诊断

（1）典型临床表现。

（2）外周血异型淋巴细胞 >10%。

（3）嗜异性凝集试验阳性。

（4）EB 病毒特异性抗体和 EBV–DNA 阳性。

（七）治疗

（1）主要是对症治疗。

（2）抗病毒，如阿昔洛韦、干扰素等。

五、流行性腮腺炎

（一）概述

唾液腺肿大，以腮腺肿大最常见，为非化脓性肿痛。

（二）流行病学

（1）传染源　患者和隐性感染者。腺体肿大前 6 天至肿大后 9 天，均可从唾液中检出病毒。

（2）传播途径　呼吸道传播。

（3）易感人群　普遍易感，感染后（包括隐性感染）可获得终身免疫。

（三）临床表现

（1）先有发热，20% 体温正常。有头疼、厌食、不适。

（2）24 小时内诉耳痛，疼痛位于耳垂，咀嚼时剧烈，腮腺逐渐肿大，于 1~3 日达高峰。偶为单侧（25%）。

（3）腮腺肿大的特点　以耳垂为中心向前、后、下蔓延。

（4）在早期腮腺管口红肿。

（5）颌下腺炎　可在下颌角处扪及椭圆形腺体。

（6）舌下腺炎　常累及双侧，从颏下和口底开始肿。

（四）并发症

脑膜脑炎、睾丸炎和附睾炎、胰腺炎、卵巢炎、心肌炎、甲状腺炎、关节炎。

（五）实验室检查

（1）血清学检查　S 抗体：急性期出现，6~12 个月消失。

V 抗体：病程 2~4 周达高峰，6 个月缓慢下降，2 年后仍维持一定低水平。

（2）病毒分离。

（3）血、尿淀粉酶测定　90% 的患者早期可升高。

（六）鉴别诊断

（1）急性淋巴结炎。

（2）急性化脓性腮腺炎。

（3）复发性腮腺炎。

（4）其他病毒所致的腮腺炎。

（七）预防

（1）隔离患者　至腮腺肿大完全消退。易感儿隔离 3 周。

（2）主动免疫　接种 MMR 三联针。

（3）被动免疫　恢复期血清及丙种球蛋白肌内注射，仅维持 2~3 周。

（八）治疗

（1）自限性疾病，主要为对症治疗。

（2）退热、休息、流质饮食，避免酸性食物。

（3）中药　清热解毒、散结消肿。

（4）睾丸炎则托起、冷敷。

六、手足口病

（一）概述

手足口病是由肠道病毒引起的传染性疾病，好发于儿童，尤以 3 岁以下发病率最高。

（二）流行病学

（1）传染源　手足口病患者和隐性感染者。

（2）传播途径　粪 – 口途径。

（3）易感人群　儿童为主，感染后（包括隐性感染）可获得免疫力。

（三）临床表现

1. 普通病例

（1）多发热，伴咳嗽，流涕，食欲减退。

（2）口腔内见散发性的疱疹或溃疡，多位于舌、颊黏膜和硬腭等处，引起口腔疼痛，患儿拒食。

（3）手、足和臀部出现斑丘疹和疱疹，呈离心性分布，皮疹消退后不留瘢痕或色素沉着，多在 1 周内痊愈，预后良好。

2. 重症病例　发病 1~5 天出现脑膜炎、脑炎、脑脊髓炎等。

（1）神经系统表现　多出现在病程 1~5 天内，持续高热，出现中枢神经系统损害表现，颈项强直，腱反射减弱或消失，巴宾斯基征阳性。

（2）呼吸系统表现　呼吸增快并浅促，口唇发绀，咳粉红色或血样泡沫样痰。

（3）循环系统表现 心率增快或减慢，面色灰白，皮肤花纹，出冷汗等。

（四）实验室检查

（1）血常规 白细胞计数多正常或降低，重者白细胞计数升高。

（2）血生化检查 可有 ALT 和 AST 升高。

（3）血气分析 可有动脉血氧分压降低、血氧饱和度下降。

（五）预防

目前尚无安全有效的疫苗预防 EV71 等肠道病毒的感染，患儿应隔离。

（六）治疗

1. 普通病例 无特效抗病毒药物和特异性治疗手段，主要对症治疗。

2. 重症病例 神经系统损害的治疗：控制颅内高压，应用糖皮质激素，酌情静脉注射免疫球蛋白，对症治疗。

第二节 细菌感染

一、败血症

（一）概述

败血症系指致病菌进入血液循环并在其中繁殖，产生毒素而引起的全身性严重感染。

败血症患者出现低灌注和脏器功能失调者称为重症败血症。

宿主对微生物感染的全身反应称为脓毒血症。

人体对各种损害包括细菌感染所引起的全身性炎症反应称为全身炎症反应综合征（SIRS）。

新的败血症定义是指微生物进入血液循环并在其中繁殖，

产生毒素，并发生 SIRS。

（二）临床表现

1. **原发感染灶** 所在部位红、肿、热、痛和功能障碍。

2. **感染中毒症状** 起病急，高热，关节酸痛，面色苍白，头痛，气急气促等，重者可出现中毒性脑病。

3. **皮疹** 可有出血点、斑疹、丘疹或荨麻疹等。

4. **肝脾肿大** 一般仅有轻度增大。

5. **迁徙性病灶** 常见的有皮下及深部肌肉脓肿、肺炎、渗出性胸膜炎等。

（三）实验室检查

1. **外周血常规** 白细胞总数及中性粒细胞增加，核左移，细胞质中出现中毒颗粒。

2. **病原学检查** 可送血及骨髓培养、原发病灶及迁徙病灶的脓液培养。

（四）治疗

1. **一般治疗** 卧床休息，注意电解质平衡，感染中毒症状严重者可在足量应用有效抗生素同时给予小剂量糖皮质激素治疗 5~7 天。

2. **抗菌治疗** 尽早使用抗生素，常选用二联或三联杀菌性抗生素联合静脉用药，2~3 周病情稳定后改用肌内注射或口服。

二、感染性休克

（一）概述

感染性休克是发生在严重感染的基础上，由致病微生物及其产物引起急性循环障碍、有效循环血容量减少、组织血流灌注不足而致的复杂综合病征。

（二）临床表现

1. **休克代偿期** 以脏器低灌注为主要表现。神志尚清，但烦躁焦虑、面色和皮肤苍白，口唇和甲床轻度发绀，肢端湿冷。

2. 休克失代偿期 脏器低灌注进一步加重，患者意识不清，面色青灰，四肢厥冷，指端发绀，皮肤毛细血管再充盈时间大于 3s，心音低钝，血压下降。

3. 休克不可逆期 血压明显下降，心音极度低钝，常合并肺水肿或 ARDS、DIC。

（三）实验室检查

1. 外周血象 白细胞计数大多增高，中性粒细胞增多伴核左移现象。血细胞比容和血红蛋白增高为血液浓缩的标志。

2. 病原学检查 血液、尿液及其他体液进行培养。

3. 尿常规和肾功能检查 发生肾衰竭时，尿比重由初期的偏高转为低而固定。

4. 血液生化及血气分析 血钠偏低，血清 ALT、CPK 可反映组织脏器的损害情况。

（四）诊断

1. 感染性休克代偿期（早期） 临床表现符合以下 6 项之中的 3 项。

（1）意识改变　烦躁不安或萎靡、表情淡漠、意识模糊甚至昏迷、惊厥。

（2）皮肤改变　面色苍白发灰、唇周、指（趾）发绀，皮肤花纹、四肢凉。如有面色潮红、四肢温暖、皮肤干燥为暖休克。

（3）心率、脉搏　外周动脉搏动细弱，心率、脉搏增快。

（4）毛细血管再充盈时间 ≥ 3 秒（需除外环境因素影响）。

（5）尿量 < 1ml/（kg·h）。

（6）代谢性酸中毒（除外其他缺血缺氧及代谢因素）。

2. 感染性休克失代偿期 临床表现加重伴血压下降。

（五）治疗

1. 液体复苏

（1）第 1 小时快速输液 0.9% 氯化钠，首剂 20ml/kg，10~20

分钟静脉推注。若循环无明显改善，可给予第二剂，第三剂，每次均为 10~20 ml/kg。总量最多达 40~60 ml/kg。

（2）继续和维持输液　可用 1/2~2/3 张液体，可根据电解质测定结果进行调整，6~8 小时内输液速度为 5~10ml/（kg·h）。

2. **血管活性药物**　应用多巴胺，肾上腺素，去甲肾上腺素。

3. **控制感染和清除病灶**　广谱高效抗生素静滴。

4. **肾上腺皮质激素**　小剂量、中疗程，如氧化可的松、甲泼尼龙。

5. **纠正凝血障碍**　小剂量肝素皮下或静脉输注，不能皮下注射。

第三节　结核病

一、概述

（一）病因

1. **病原体**　人型结核菌是主要的病原体（对人类致病的结核杆菌主要为人型和牛型）。

2. **传播途径**　呼吸道为主。

（二）发病机制

（1）细菌量少而组织敏感性高时，形成肉芽肿（由巨噬细胞、淋巴细胞、成纤维细胞组成）。

（2）细菌量和组织敏感性都很高时，形成干酪样物质（组织坏死不完全）。

（3）细菌量多而组织敏感性低时，感染不好局限，导致播散和局部组织破坏。

（三）小儿时期的结核病的特点

（1）原发型肺结核（原发综合征及支气管淋巴结核）；急性粟粒性肺结核；结核性脑膜炎。

（2）多见原发结核，往往有接触史。

（3）发病急、进展快、全身症状重、易发生合并症；对结核菌及其代谢产物敏感性高，易发生血行播散，易侵犯淋巴系统。

（4）不治疗，短期恶化；及时治疗，恢复快。

（四）病史采集

1. **有没有结核中毒症状**　长期低热、盗汗、乏力、轻咳、消瘦等。

2. **卡介苗接种史**　注意有没有卡瘢。

3. **结核接触史（开放性结核的患者）**　年龄越小、意义越大。

4. **是否有病前急性传染病史（麻疹、百日咳）**　可使机体免疫力暂时低下。

5. **是否有既往结核过敏表现**　结节性红斑、疱疹性结膜炎（活动性结核）。

（五）结核菌素试验

1. **结核菌素试验（PPD试验）概述**

（1）受结核感染 4~8 周后，可呈阳性反应。

（2）目的是测定受试者是否感染结核菌。

（3）试验方法：PPD（含 5 个结核菌素单位）。6~10mm 皮丘、48~72 小时观测反应结果。先写横径后写纵径，取平均直径。直径小于 5mm 为阴性，5~9mm 为阳性（+），10~19mm 为中度阳性（++），≥ 20mm 或还可见水疱和局部坏死者为强阳性。

（4）如果变态反应强烈，选 PPD 1 个单位。

2. **阳性反应的意义（重点）**

（1）接种卡介苗后；曾感染过结核。

（2）强阳性反应表示体内有活动性结核病。

（3）婴幼儿、未接种卡介苗者表示有新的结核病灶（年龄越小、意义越大）。

（4）由阴性转为阳性、反应强度由原来的小于 10mm 增至大于 10mm，增加幅度大于 6mm，表示新近有感染。

3. **阴性反应的意义（重点）**

（1）未感染过结核。

（2）结核变态反应前期（初次感染后 4~8 周内）。

（3）**假阴性反应** 机体免疫功能低下或抑制（危重结核病、急性传染病、体质极度衰弱、应用糖皮质激素或其他免疫抑制剂）。

（4）技术误差或所用结核菌素已失效。

自然感染和接种疫苗阳性的比较

自然感染阳性反应	接种卡介苗阳性反应
反应强，直径多为 10~15mm，遗留色素沉着	反应弱，直径多为 5~9mm，质软，边缘不整
持续时间长，7~10 天以上	持续时间短，2~3 天
变化少，短时间无减弱倾向	明显逐年减弱，3~5 年内渐消失

（六）辅助检查

（1）**结核菌** 痰、胃液抗酸染色：最经典、最有效的手段；培养：确诊的金标准。

（2）**血沉** 活动期指标。

（3）**胸片**（范围，性质，病灶活动情况）、断层 CT、MRI（肺实质无信号、难发现小病灶）、超声技术仅限于判定胸腔积液。

（4）**纤维支气管镜检查** 目前气管 - 支气管结核诊断最敏感、最特异的方法。

（5）周围淋巴结穿刺液涂片。

（七）治疗

1. 原则 早期、规律、全程、适量、联合。

2. 杀菌药物

（1）**全效杀菌药** 异烟肼（INH）、利福平（RFP）。

（2）**半效杀菌药** 链霉素（SM）：碱性环境中、活跃、细胞外结核；吡嗪酰胺（PZA）：酸性环境中、细胞内结核。

3. 抑菌药物 乙胺丁醇（EMB）、乙硫异烟胺（ETH）。

4. 化疗方案

（1）**标准疗法** 适用于无明显自觉症状原发型肺结核。异烟肼、利福平、乙胺丁醇，9~12个月。

（2）<u>两阶段疗法</u>　适用于严重结核病（活动性原发型肺结核、急性粟粒型肺结核，结脑）。

<u>强化治疗阶段</u>：联用杀菌药3~4种，迅速杀灭、防耐药株。

<u>巩固治疗阶段</u>：联用2种药，防复发。

（3）<u>短程疗法</u>　6个月，如吡嗪酰胺无效改为9个月，6种方案。

（八）预防

（1）控制传染源，减少传染机会。

（2）普及卡介苗接种。

（3）预防性抗结核治疗。

二、原发型肺结核

（一）概述

（1）小儿结核病中<u>最常见者</u>，为结核菌初次侵入肺部后发生的原发感染，是小儿肺结核的主要类型。

（2）<u>原发综合征</u>（肺原发病灶＋局部淋巴结病变＋淋巴管炎）。

（3）<u>支气管淋巴结结核</u>（以胸腔内淋巴结肿大为主）。

（4）结核菌初次侵入。

（5）原发病灶部位　胸膜下，在肺上叶底部和下叶的上部，以右侧较多见。

（二）临床表现

（1）轻微的可无症状。

（2）一般<u>起病缓慢</u>、有<u>结核中毒症状</u>，急性起病者先高热2~3周后变为低热。

（3）婴幼儿易产生<u>压迫症状</u>：压迫支气管（喘）、压迫喉返神经（嘶哑）、压迫静脉（胸部静脉怒张）。

（4）<u>眼疱疹性结膜炎、皮肤结节性红斑</u>。

（5）X线检查：哑铃状少见；支气管淋巴结结核的炎症型、

结节型、微小型多见。

（三）诊断

（1）病史　PPD 接种史或结核接触史。

（2）症状与体征　中毒症状、卡瘢、<u>眼疹性结膜炎、皮肤结节性红斑</u>（活动性结核）。

（3）结核菌素试验　<u>强阳性、从阴性变为阳性</u>。

（4）X 线　原发综合征，双极影（目前很少见）。支气管淋巴结结核：炎症型、结节型、微小型。

（5）纤维支气管镜检查　支气管淋巴结结核。

（四）转归

1. 原发性肺结核

（1）吸收好转　吸收、钙化、<u>硬结</u>（最常见，可能成为继发结核的来源）。

（2）进展　原发灶扩大、形成空洞。

①支气管淋巴结周围炎，导致<u>支气管内膜结核</u>或<u>干酪性肺炎</u>。

②支气管淋巴结肿大，造成肺不张或阻塞性肺气肿。

③<u>结核性胸膜炎</u>。

（3）恶化　血行播散，导致<u>粟粒型结核</u>（肺或全身）。

2. 继发性肺结核

（1）原发病灶潜伏的细菌再次复活或再次感染。

（2）浸润型肺结核、慢性纤维空洞型肺结核、结核型胸膜炎。

（3）也可能播散至全身。

（五）结核感染的诊断要点

（1）病史　多有结核接触史。

（2）PPD 试验　阳性或 PPD-IgM 阳性或 IgG 阳性。

（3）治疗　异烟肼 10mg/（kg·d），每日总量不超过 0.3g。

（4）疗程 6~9 个月。

（六）小儿结核病活动性的参考指标

（1）有发热及其他结核中毒症状者。

（2）PPD 试验 ≥ 20mm。

（3）小于 3 岁，未接种卡介苗而结核菌素试验阳性；年龄越小活动性可能越大。

（4）排出物中找到结核菌。

（5）X 线检查示活动性原发型肺结核改变者。

（6）血沉加快而无其他原因解释者。

（7）纤维支气管镜检查有明显的支气管结核病变者。

（七）治疗

应用抗结核药物。

1. 无明显征兆的原发型肺结核　每日服用 INH、RFP 和 EMB，疗程 9~12 个月。

2. 活动性原发型肺结核　短程化疗。强化治疗阶段宜选用 3~4 种杀菌药，INH、RFP、PZA 或 SM，2~3 个月后以 INH、RFP 或 EMB 巩固治疗。常用方案为 2HRZ/4HR。

三、结核性脑膜炎

（一）概述

结核性脑膜炎是小儿结核病中最严重的类型，常在结核原发感染后 1 年内发生，尤其在初感染结核 3~6 个月最易发生。多见于 3 岁以内婴幼儿。

（二）发病机制与病理

结核性脑膜炎常为全身性粟粒性结核病的一部分，通过血行播散而来。

其病理改变为：脑膜病变，脑神经损害，脑部血管病变，脑实质病变，脑积水及室管膜炎，脊髓病变。

（三）临床表现

多起病缓慢，分为三期。

1. 早期（前驱期）　约 1~2 周，主要为小儿性格改变，可有发热、食欲减退、盗汗、消瘦、便秘等。

2. 中期（脑膜刺激期）　约 1~2 周，因颅内压增高导致剧烈头痛、喷射性呕吐、嗜睡或烦躁不安、惊厥等，出现脑膜炎刺激征。幼婴则表现为前囟膨隆、颅缝裂开。此期可出现脑神经障碍，最常见为面神经瘫痪，其次为动眼神经和展神经瘫痪。

3. 晚期（昏迷期） 约 1~3 周，以上症状加重，由意识朦胧、半昏迷继而昏迷，阵挛性或强直性惊厥频繁发作。患儿极度消瘦，呈舟状腹。

不典型结核性脑膜炎的表现如下。

①婴幼儿起病急，进展较快，有时仅以惊厥为主诉。

②早期出现脑实质损害者，可表现为舞蹈症或精神障碍。

③早期出现脑血管损害者，可表现为肢体瘫痪。

④合并脑结核瘤者可似颅内肿瘤表现。

⑤当颅外结核病变极端严重时，可将脑膜炎表现掩盖而不易识别。

⑥在抗结核治疗过程中发生脑膜炎时，常表现为顿挫型。

（四）诊断

1. 病史 ①结核接触史；②卡介苗接种史；③既往结核病史；④近期急性传染病史。

2. 临床表现 凡有上述病史的患儿出现性格改变、头痛、不明原因的呕吐、嗜睡或烦躁不安相交替及顽固性便秘时，即考虑本病的可能。

3. 脑脊液检查 脑脊液压力增高，外观无色透明或呈毛玻璃样，蛛网膜下腔阻塞时，可呈黄色，结核分枝杆菌检出率高。白细胞多为（50~500）× 10^6/L，分类以淋巴细胞为主，糖和氯化物均降低为结核性脑膜炎的典型改变，蛋白量增高。

4. 结核分枝杆菌抗原检测 抗结核抗体测定。

（五）并发症

常见的为脑积水、脑实质损害、脑出血、脑神经障碍。其中前三者是导致结核性脑膜炎死亡的常见原因。

严重后遗症为脑积水、肢体瘫痪、智能低下、失明、失语等。晚期结核性脑膜炎发生后遗症者约占 2/3。

（六）治疗

1. **一般治疗**　休息，昏迷者可胃肠外营养。

2. **抗结核治疗**

（1）强化治疗阶段　联合应用 INH、RFP、PZA 及 SM，疗程 3~4 月。

（2）巩固治疗阶段　继续应用 INH、RFP 及 EMB 9~12 个月，抗结核药物总疗程不少于 12 个月，或待脑脊液恢复正常后继续治疗 6 个月。

3. **降低颅内压**

（1）脱水剂　20% 甘露醇。

（2）利尿剂　乙酰唑胺。

（3）侧脑室穿刺引流。

（4）腰椎穿刺减压及鞘内注射药物。

（5）分流手术。

4. **糖皮质激素**　应用泼尼松，抑制炎症渗出，降低颅内压。

5. **对症处理**　如惊厥，水、电解质紊乱的处理。

第四节　深部真菌病

一、概述

深部真菌病是致病真菌不仅侵犯皮肤、黏膜而且侵犯深部组织和内脏所致的疾病。

二、念珠菌病

念珠菌病是由念珠菌属引起的皮肤、黏膜、脏器的急性、亚急性或慢性炎症，少数可引发败血症。最常引起人类疾病的念珠菌是白念珠菌。

1. **临床表现**

（1）皮肤黏膜型　好发于新生儿和小婴儿。在新生儿期肛周、臀部、外阴及腹股沟等尿片包裹区最易受损，其次为腋窝、颈前及下颌。以擦伤最常见。

黏膜损伤以鹅口疮最多见，在颊、齿龈、上下腭黏膜表面出现白色乳凝块样物，不易擦去，强行剥削后可见鲜红色糜烂面。

（2）内脏型

①消化道念珠菌病，最常见的是念珠菌肠炎，常伴低热、腹泻、稀水样便或豆腐渣样便。

②呼吸道念珠菌病　以念珠菌性肺炎多见，咳无色胶胨样痰。

③泌尿道念珠菌病　常见肾内病灶。

④播散性念珠菌综合征和念珠菌菌血症。

2. 治疗　制霉菌素、两性霉素 B、5-氟胞嘧啶、酮康唑、氟康唑。

第九章 消化系统疾病

第一节 口炎

一、概述

口炎是口腔黏膜的炎症，常见有鹅口疮、疱疹性口腔炎和溃疡性口腔炎。

二、鹅口疮

是真菌感染所致的口腔炎。

1. 临床表现

（1）易发生于新生儿、营养不良、长期使用广谱抗生素或激素的患儿。

（2）口腔及咽部有大小不等的白色片状物附着于黏膜，周围充血，状似奶块但不易擦去，若强行剥去可引起出血。

（3）患儿可伴食欲减退。

（4）一般无发热及流涎。

2. 实验室检查 口腔刮片镜检可见念珠菌假菌丝和孢子。

3. 诊断 临床症状 + 实验室检查。

4. 治疗 保持口腔清洁，餐具、乳具应消毒。可用 2% 碳酸氢钠清洁口腔，用 1% 甲紫局部涂抹每日 1~2 次，或用制霉菌素甘油涂患处，每日 3 次。

三、溃疡性口腔炎

是链球菌、金黄色葡萄球菌、肺炎链球菌及大肠埃希菌等引起的口腔炎症。

1. 临床表现

（1）多见于婴幼儿急、慢性感染及抵抗力低下时，口腔不洁是其诱因。

（2）口腔黏膜充血、水肿及浅表溃疡，溃疡表面覆有灰白色、黄色假膜，剥离后有出血；伴有疼痛、口内腐败臭味、颌下淋巴结肿大等。

（3）患儿可有发热、烦躁、拒食、流涎等症状。

2. 实验室检查 血常规示白细胞数增高。

3. 治疗

（1）针对病因积极控制感染。

（2）加强口腔护理 局部用 0.1% 高锰酸钾或 3% 过氧化氢溶液清洗，清除坏死组织和假膜后，涂 0.1% 甲紫或 5% 金霉素鱼肝油，每日 3~4 次，疼痛显著者于进食前用 2% 利多卡因涂口腔。

第二节　胃食管反流病

一、临床表现

1. 消化系统症状

（1）呕吐 新生儿和婴幼儿呕吐、溢奶，年长儿表现为反酸、嗳气等症状。

（2）反流性食管炎症状 表现为胃灼热、咽下疼痛、呕血和便血等。

2. 全身症状

（1）吸入综合征 反复呼吸道感染、慢性呼吸道疾病、难治性哮喘、早产儿呼吸暂停和窒息。

（2）营养不良、生长发育迟缓。

（3）其他 反复口腔溃疡、声嘶等。

3. 神经症状

（1）Santiler 综合征 患儿出现"公鸡头样"姿势，伴胃食管反流（GER）、杵状指等。

（2）婴儿哭闹综合征　表现为易激惹、夜惊、进食时哭闹。

二、辅助检查

1. **食管钡餐造影**　能观察食管形态，粗略估计有无胃食管反流。

2. **食管 pH 动态监测**　最可靠的诊断方法。可准确反映反流发生的频率和时间。

3. **食管测压**　可了解食管运动及食管下括约肌（LES）功能。

4. **影像学**

（1）B 超　可检测食管黏膜状况、反流发生和有无食管裂孔疝。

（2）放射性核素闪烁扫描　通过口服或胃内注入含有锝标记的液体，用 γ 照像测定反流，并可了解食管运动功能以及反流与呼吸关系。

三、诊断要点

1. **诊断**　不明原因性反复呕吐、咽下困难、反复慢性呼吸道感染、难治性哮喘等均应考虑存在 GER，针对不同情况，选择必要的辅助检查，以明确诊断。

2. **鉴别诊断**

（1）贲门失弛缓症。

（2）以呕吐为主要表现的消化系统器质性疾病。

（3）年长儿应除外其他致病因素引起能发生同样症状的组织损伤疾病。

四、治疗

1. **体位治疗**　上身抬高 30°，睡眠时应采取仰卧或左侧卧位。

2. **饮食治疗**　少量多餐，婴儿用稠奶，年长儿以高蛋白低脂饮食为主，睡前不进食，避免食用降低下食管括约肌张力和增加胃酸的食物如酸性饮料、巧克力、高脂和辛辣食品。

3. 药物治疗

（1）促胃肠动力剂

①西沙比利　每次 0.1~0.2mg/kg，每日 3 次，餐前 15~30 分钟口服。

②多潘立酮（吗丁啉）　每次 0.2~0.3mg/kg，餐前 15~30 分钟服用。小婴儿慎用。

③红霉素　每次 3~5mg/kg，每日 3 次。

（2）抗酸和抑酸剂　H_1 受体阻断剂（西咪替丁）和质子泵抑制剂。

（3）黏膜保护剂　硫糖铝、蒙脱石散、麦滋林颗粒剂等。

4. 外科治疗

（1）内科治疗 6~8 周无效。

（2）合并食管裂孔疝、严重呼吸道合并症、食管溃疡、严重神经系统疾病等可考虑手术治疗。

（3）目前多采用 Nissen 胃底折叠术加胃固定术。

第三节　胃炎和消化性溃疡

一、胃炎

（一）临床表现

1. 急性胃炎

（1）发病急。

（2）轻者仅有腹痛、食欲减退、恶心、呕吐。

（3）重者可表现呕血、黑便、脱水、电解质紊乱、酸碱失衡及全身中毒症状。

2. 慢性胃炎

（1）反复发作腹痛。

（2）部位多为上腹、脐周或不定，疼痛性质可轻可重。

（3）可伴有食欲减退、恶心、呕吐、腹胀等症状，继而出现营养不良或生长停滞。

（二）辅助检查

1. 胃镜检查 可见黏膜充血、水肿、红白相间、糜烂、出血，微小结节形成，有时可见脓性分泌物。

2. X 线钡餐造影 胃窦部激惹征，黏膜纹理增粗、迂曲，幽门不规则收缩。

3. 幽门螺杆菌检测 可用胃黏膜组织培养、切片染色、快速尿素酶试验，血清抗体测定，以及 ^{13}C 尿素呼吸试验。

4. 病理组织学

（1）急性胃炎表现为上皮细胞变性、坏死，固有膜大量中性粒细胞浸润，腺体细胞呈不同程度变性坏死。

（2）慢性胃炎可见上皮细胞变性，小凹上皮细胞增生，固有膜炎症细胞浸润。

（三）诊断要点

1. 一般诊断 根据病史、体检、临床表现、胃镜及病理学检查，可以确诊。

2. 鉴别诊断 ①肠蛔虫；②肠痉挛；③自主神经性癫痫。

（四）治疗

1. 急性胃炎

（1）去除病因、积极治疗原发病。

（2）避免摄入刺激性食物和药物。

（3）纠正水、电解质及酸碱失衡。

（4）有上消化道出血者应卧床休息，输血、血浆、输液保证生命体征平稳，静脉滴注 H_2 受体阻断剂或质子泵抑制剂。

（5）细菌感染者应用抗生素。

2. 慢性胃炎

（1）去除病因、积极治疗原发病。

（2）养成良好饮食和生活习惯，避免摄入刺激性食物和有损胃黏膜的药物。

（3）药物治疗

①胃黏膜保护剂 碱式碳酸铋、硫糖铝、麦滋林颗粒剂。

②抗酸剂、H_1受体阻断剂（西咪替丁、雷尼替丁）。

③质子泵抑制剂（奥美拉唑）。

④促胃动力剂（多潘立酮、西沙比利）。

⑤幽门螺杆菌感染者，抗感染治疗（见消化性溃疡）。

二、消化性溃疡

（一）临床表现

无特异性，年龄越小，症状越不典型。

1. 症状

（1）突发或反复中、上腹部不适或疼痛。

（2）可伴反酸、恶心、呕吐、进食后哭闹等。

（3）年幼儿表现一般不典型，往往以呕血、黑便或溃疡穿孔为初诊。

2. 体征

（1）中、上腹轻度压痛或无阳性体征。

（2）出血或穿孔时可出现苍白、休克及腹膜刺激征等。

（二）辅助检查

1. 胃肠 X 线钡餐造影

（1）直接征象　胃和十二指肠龛影可确诊。

（2）间接征象　溃疡对侧切迹和十二指肠球部痉挛、变形有参考价值。

2. 纤维胃镜检查

（1）能准确诊断溃疡，可判断各种溃疡和黏膜炎症。

（2）同时可取黏膜活检进行病理组织学和细菌学检查。

3. 其他检查

（1）溃疡穿孔时腹部 X 线透视可见膈下游离气体。

（2）溃疡出血时大便潜血试验阳性。

（三）诊断要点

1. 诊断

（1）中上腹部不适或疼痛，伴反酸、恶心、呕吐，或出现呕血、黑便等症状。

（2）纤维胃镜发现溃疡灶。

2. 鉴别诊断

（1）腹痛　应与肠痉挛、肠寄生虫、腹腔脏器感染、结石等鉴别。

（2）呕血　新生儿应与自然出血症、食管裂孔疝、败血症等鉴别；年长儿应与胃底和食管静脉曲张破裂及全身出血性疾病鉴别。

（3）便血　消化性溃疡出血多为柏油样便，鲜红色便血应与肠套叠、憩室、息肉、过敏性紫癜腹型、血液病所致出血相鉴别。

（四）治疗

1. 一般治疗　培养良好的饮食习惯，避免进食冷、硬及刺激性大的食物，避免使用阿司匹林等药物。

2. 药物治疗

（1）抗酸和抑酸剂

① H_2 受体阻断剂　西咪替丁每天 10~15mg/kg，分 4 次于餐前 10~30 分钟口服，也可静脉滴注；雷尼替丁每天 3~5mg/kg 分 2 次或睡前 1 次服，疗程 4~8 周。

②质子泵抑制剂　奥美拉唑（洛赛克）每天 0.6~0.8mg/kg 清晨顿服或每天 1 次服。疗程 2~4 周。

③中和胃酸剂　碳酸钙、氢氧化铝、氢氧化镁等。

（2）胃黏膜保护剂

①硫糖铝　每日 10~25mg/kg，分 4 次口服，疗程 4~8 周，肾功能不全者禁用。

②麦滋林颗粒剂　年长儿每次 0.6g，每天 2~3 次，婴幼儿酌减。

（3）抗幽门螺杆菌（Hp）治疗常用药物　枸橼酸铋钾、阿莫西林、克拉霉素、甲硝唑等，多主张短疗程，3 或 4 联治疗，如铋剂 +2 种抗生素，疗程 2~4 周；奥美拉唑 +2 种抗生素，疗程 1~2 周，疗程结束后 1 个月复查幽门螺杆菌。

（4）合并消化道出血治疗　积极内科抢救治疗，必要时外科手术。

第四节　先天性肥厚性幽门狭窄

一、临床表现

1. **呕吐**　这是本病的特征性症状，多发生在生后 2~4 周，溢乳，后转为喷射性呕吐，呕吐物为奶汁、胃液，不含胆汁，吐后即有饥饿感。

2. **右上腹肿块**　它也是本病的特征性体征，于右上腹肋下腹直肌外侧缘触及橄榄形、质硬的块状物。

3. **其他表现**　在上腹部可见胃蠕动波；脱水、消瘦及电解质紊乱；1% ~2% 的患儿可伴有黄疸。

二、辅助检查

（1）腹部 B 超　应为首选方法，可发现肥厚肌层为一环形低回声区，并可测量其厚度、幽门直径及幽门管长度。

（2）胃肠 X 线钡餐　可见到胃排空减慢、幽门管延长、管腔狭窄如线状，可确定诊断。

三、诊断要点

1. **诊断**　典型呕吐病史者，若右上腹可触及肿块，即可确诊。对疑似病例可行腹部 B 超、胃肠 X 线钡餐以明确诊断。

2. **鉴别诊断**　①幽门痉挛；②胃食管反流；③胃扭转。

四、治疗

（1）诊断明确后即行幽门肌切开术。

（2）术前应加强支持疗法，纠正脱水、电解质及酸碱失衡，必要时可输血或输血浆。

第五节 肠套叠

一、临床表现

1. **腹痛** 突发的剧烈阵发性绞痛，持续数分钟后缓解，间歇 10~20 分钟后又重复发作。

2. **呕吐** 初为胃内容物，后可含胆汁，最后可吐粪便样液体。

3. **血便** 果酱样黏液血便，或直肠指检发现血便。

4. **腹块** 右上腹触及腊肠样套叠包块，右下腹有空虚感。

5. **全身状况** 数次发作后患儿可呈现衰竭状态，晚期全身状况恶化，出现严重脱水、高热、昏迷和休克。

二、辅助检查

1. **腹部 B 超** 套叠部位显示同心圆或靶环状肿块影像。

2. **空气灌肠** 在 X 线透视下可见杯口阴影及套叠头块影。

3. **钡灌肠** 用于慢性套叠患者。

三、诊断要点

1. **诊断** 健康婴幼儿突发阵发性腹痛或哭闹、呕吐、便血和腹部扪及腊肠样肿块。可疑病例可行腹部 B 超或 X 线检查以明确诊断。

2. **鉴别诊断** ①细菌性痢疾；②梅克尔憩室出血；③蛔虫性肠梗阻；④过敏性紫癜。

四、治疗

1. **非手术治疗** 空气灌肠，发病时间在 48 小时内，一般状况尚好。年龄大于 6 个月，可考虑空气灌肠。

2. 手术治疗 套叠时间超过 48~72 小时，或时间虽短但一般状况差，或年龄偏小者，应考虑手术复位。

第六节　先天性巨结肠

一、临床表现

（1）胎便排出延迟、顽固性便秘、腹胀。

（2）呕吐、营养不良、发育迟缓。

（3）**直肠指检**　直肠壶腹部空虚感，拔指后出现暴发性排气及排便。

（4）**并发症**　可并发小肠结肠炎、肠穿孔和继发感染（如肺炎和败血症）。

二、辅助检查

1. X 线检查　立位平片多显示低位不完全性肠梗阻。钡灌肠可见痉挛肠管和扩张肠管，及肠壁有无溃疡和炎症；24~48 小时仍有钡剂滞留，应考虑诊断。

2. 直肠测压　直肠、肛门括约肌反射性压力升高，是先天性巨结肠的诊断方法。

3. 活组织检查　黏膜下及肌层组织缺乏神经节细胞，无髓鞘神经纤维增生。乙酰胆碱和胆碱酯酶测定阳性。

4. 肌电图　直肠和乙状结肠远端肌电图波形低矮，频率低而不规则，缺乏峰电位。

三、诊断要点

1. 诊断　新生儿生后胎便排除延迟，伴腹胀、呕吐，儿童有长期便秘和腹胀病史，同时直肠、肛管测压提示压力增高可以诊断。

2.鉴别诊断

（1）新生儿期　应与胎粪栓综合征、先天性肠闭锁、新生儿坏死性小肠结肠炎相鉴别。

（2）幼儿及儿童期　应与特发性巨结肠、继发性巨结肠、甲状腺功能低下鉴别。

（四）治疗

1.保守治疗　适用于短段或超短段先天性巨结肠。口服缓泻剂、使用开塞露、甘油栓诱导排便，并予灌肠支持治疗。

2.手术治疗　保守治疗无效则需采取外科手术治疗。

第七节　腹泻病

一、概述

（1）多病原、多因素引起的以大便次数增多和大便性状改变（含有不消化食物、水样、黏液、脓血）为主，合并水、电解质、酸碱失衡的病症。

（2）不能以大于 3 次 / 天为标准，母乳喂养的小儿每天 3~4 次大便是正常的。

二、病因

1.易感因素　小儿本身就虚弱。

（1）消化系统发育不成熟　胃酸、消化酶分泌少；生长发育快，胃肠道负担重；对缺水的耐受力差。

（2）机体防御差　胃酸少、血清免疫球蛋白和胃肠道分泌型 IgA 少、正常菌群未建立。

（3）人工喂养儿缺乏母乳中的生物保护因子。

2.非感染因素

（1）饮食因素　喂养不当、成分不适宜、对牛奶过敏、乳糖酶缺乏。

（2）气候因素　受凉导致肠蠕动加快、天气过热消化液分泌少、口渴而进食过多（家长以为是饿了）。

3. 感染因素

（1）肠道外感染　有的病原可以直接侵犯肠道、发热影响了消化系统的功能。

（2）肠道内感染

①病毒、细菌、真菌、寄生虫。

②病毒感染占婴幼儿腹泻的 80%，如轮状病毒、肠道病毒所致的感染。

③致病性大肠埃希菌，产毒性、侵袭性、出血性。

（3）肠道菌群紊乱，长期大量使用广谱抗生素所致。

三、小儿体液平衡的特点

（一）体液组成的特点

（1）体液成分除新生儿外基本同成人。

（2）血浆和细胞内液占体重的比例小儿和成人差别不大，主要的区别是小儿间质液占体重的比例大，导致总体液量占体重的比例大，间质液最容易发生交换，此部分体液比例越大，越容易受到影响。

（二）小儿水代谢特点

（1）水相对需要量大交换率高，成人 1/7、婴儿 1/2。

（2）代谢旺盛，消化道液体交换多。

（3）呼吸快、体表面积相对大，无形丢失多。

（4）肾脏浓缩功能差（小儿排出相同的溶质需要更多的水）；肾小球滤过率低，排泄慢（大量喝水不能马上排出，容易水肿）。

四、腹泻的临床表现

（一）几种常见肠炎

1. 轮状病毒肠炎

（1）秋冬季发病，多见于 6 个月 ~2 岁儿童。

（2）发病初就有呕吐，蛋花汤样、水样便。

（3）自限性病程 3~8 天。

2. 大肠埃希菌肠炎

（1）产毒性、致病性、黏附性　多见于夏季、类同轮状病毒肠炎，自限性病程 3~7 天，镜检无白细胞、粪便有霉臭味。

（2）出血性　血便，镜检大量红细胞、常无白细胞。

（3）侵袭性　类似痢疾，发病急、高热，黏胨样含脓血便、腥臭味，伴有恶心、呕吐、腹痛、里急后重，可出现严重中毒症状，甚至休克，镜检大量白细胞和多少不等的红细胞。

3. 鼠伤寒沙门菌小肠结肠炎　易在新生儿室暴发流行，大便性状多样（稀糊、黏液、脓血）。

4. 抗菌药物诱发肠炎

（1）伪膜性小肠结肠炎　海蓝样便带伪膜。

（2）金黄色葡萄球菌肠炎　暗绿色黏液稀便、腥臭，便镜检大量脓球、成簇革兰阳性球菌，培养葡萄球菌阳性、凝固酶阳性。

（3）真菌性肠炎　由白色念珠菌导致，大便中可见豆腐渣样细块，镜检可见孢子和菌丝。

（二）急性腹泻

病程小于 2 周。

1. 轻型

（1）无脱水及全身中毒症状；食欲减低、呕吐；便次增多、性状改变。

（2）常由饮食因素、肠外感染引起。

2. 重型

（1）发热等全身中毒症状；水电解质紊乱、酸碱失衡；食欲减低、呕吐、腹泻频繁，大便呈水样、黏液、带血。

（2）多为肠道感染。

（三）慢性腹泻和迁延性腹泻

（1）迁延性腹泻　病程 2 周 ~2 个月。

（2）慢性腹泻　病程大于 2 个月。

五、腹泻的并发症（重点）

（一）脱水

1.定义

（1）因丢失过多和（或）摄入不足，使体液总量尤其是细胞外液量减少。

（2）程度 轻、中、重度。

（3）性质 低、等、高渗。

2.脱水程度的判断

临床表现	轻度	中度	重度
失水量/体重	小于5%	5%~10%	10%~12%
一般状况	精神稍差	萎靡烦躁	昏迷、惊厥、休克
皮肤黏膜	弹性还好	干燥弹性差	极干燥弹性极差
前囟、眼窝	稍凹陷	明显凹陷	深凹
尿量	略少	明显减少	极少或无尿
循环状态	无改变	四肢稍冷，心率快	四肢厥冷皮肤发花

3.各型脱水的特点

临床表现	低渗性脱水	等渗性脱水	高渗性脱水
血钠	小于130mmol/L	130~150（135~147）mmol/L	大于150mmol/L
精神	极度萎靡	萎靡烦躁	兴奋、激惹、昏迷
口渴	早期不明显	一般	早期烦渴（抢水）
尿量	早期不减少	减少	早期明显减少
皮肤	湿冷、弹性极差	干燥、弹性差	干燥、弹性正常
循环	早衰竭、严重	重症有衰竭	一般不衰竭

（1）低渗性脱水 细胞外液低渗，细胞外液向细胞内转移，细胞水肿，循环衰竭明显，间质缺水明显。

（2）高渗性脱水 细胞外液高渗，细胞内液向细胞外转移，细胞脱水，循环衰竭不明显，间质缺水不明显。

（二）代谢性酸中毒

1.产生原因

（1）肠道丢失碱性物质（最重要的原因）。

（2）葡萄糖摄入不足（呕吐），脂肪氧化增加，酮体增多。

（3）血供（脱水致循环衰竭）不足，无氧代谢使乳酸堆积。

（4）肾血流不足，尿量减少，酸性代谢物潴留（排酸保碱减少）。

2.表现

（1）轻度　无明显症状。

（2）中度　呼吸深大、呕吐、烦躁、昏睡。

（3）重度　心率减慢、低血压、心力衰竭、死亡。

（4）新生儿、小婴儿酸中毒时呼吸改变不典型。

3.诊断与分度

（1）实验室检查　pH 小于 7.35（7.35~7.45）。

（2）HCO_3^- 浓度　18~13mmol/L（轻度）；13~9mmol/L（中度）；小于 9mmol/L（重度）。正常为 22~27mmol/L，平均 24mmol/L。

（三）低钾

（1）实验室检查　血清 K^+ 小于 3.5mmol/L（3.5~5.5）。

（2）脱水酸中毒时血钾相对不低，血液浓缩、细胞内钾外流、无尿时无排泄、无糖原合成消耗减少，所以不能先补钾，应先补液见尿补钾。

（四）低钙和低镁

（1）低钙　出现手足搐搦、喉痉挛、全身惊厥（总钙2.25~2.58mmol/L）。

（2）补钙后症状不缓解，少数佝偻病和营养不良患儿要考虑低镁。

六、腹泻的诊断和鉴别诊断

（一）诊断

（1）根据发病季节、年龄、病史、临床表现、大便性状做出临床诊断（是不是）。

（2）判断有无脱水、酸中毒，水、电解质紊乱（有没有合并症）。

（3）病因诊断　喂养不当，肠道内、外感染。

（4）病原诊断　如果是感染导致的，大便培养、血清学检测有确诊价值。

（二）鉴别诊断

1.大便少或无白细胞

（1）生理性腹泻　小于6个月，外观虚胖、常有湿疹、便次多、余无不适，生长发育正常，添辅食后好转。

（2）乳糖酶缺乏。

2.大便较多白细胞者

（1）细菌性痢疾　有接触史、脓血便、里急后重，大便镜检有较多脓细胞、红细胞、吞噬细胞，便培养可确诊。

（2）坏死性肠炎　中毒症状重，红豆汤样血便，休克，肠壁积气。

七、补液疗法（核心内容）

（一）口服补液

（1）用于预防脱水及轻、中度脱水。

（2）新生儿、明显呕吐、腹胀及其他严重并发症不用。

（3）补充累积损失：轻度脱水50~80ml/kg，中度脱水80~100ml/kg，8~12小时内完成。

（4）所用溶液是2/3张。

（5）脱水纠正后（随时观察），余量等量稀释服用。

（二）静脉补液

（1）适应对象　中度以上脱水、吐泻重或腹胀。

（2）补液原则　先快后慢、先浓后淡、先盐后糖（糖的张力由于氧化而维持不住）、见尿补钾、见痉补钙。

（3）补液分步　累积损失、继续丢失、生理维持。

（4）补液三定　定量（脱水程度）、定性（脱水性质）、定时（补液速度）。

补多少和补多久

单位：（ml/kg）

	轻度		中度	重度
第一日补液总量	90~120		120~150	150~180
累积损失	50		50~100	100~120
时间	8~12h	8~10ml/（kg·h）	8~12h	8~12h
继续丢失	10~40		10~40	10~40
生理维持	60~80		60~80	60~80
时间	12~16h	5ml/（kg·h）	12~16h	12~16h

补什么

	低渗性脱水	等渗性脱水	高渗性脱水
累积损失	2/3	1/2	1/3~1/5
继续丢失	1/2~1/3	1/2~1/3	1/2~1/3
生理维持	1/5	1/5	1/5

（三）扩容

（1）如果是重度脱水在补液之前先扩容，如代谢性酸中毒重度，同时纠酸。

（2）定量　20ml/kg，总量小于300ml（为累积损失一部分）。

（3）定性　2:1等张含钠液（2份生理盐水+1份1.4%碳酸氢钠），酸中毒严重者可用3份1.4%碳酸氢钠代替。

（4）定时　30~60分钟输入。

（四）纠酸

具体可以不计算。

（1）轻度的代谢性酸中毒在补液后可以自己代偿，pH小于7.3可以补液。

（2）测定了血气　5%碳酸氢钠（ml）=（-BE）× 0.5 × 体重，因机体可代偿首次补半量。

（3）未测血气　按提高［HCO_3^-］5mmol/L 计算，5% 碳酸氢钠 1ml/kg 可提高［HCO_3^-］1mmol/L。

（五）补钾

（1）脱水酸中毒未纠正前不补钾(见尿加钾)，<u>6 小时内有尿</u>，可认为见尿了可以补钾。

（2）静脉补钾浓度不超过 <u>0.3%</u>，一般氯化钾 <u>200~300mg/(kg·d)</u>。

（3）全日钾量<u>不应小于 8 小时</u>给入。

（4）低钾血症应持续给钾 <u>4~6 天</u>（细胞内外的交换需要时间）。

（六）补钙补镁

（1）出现低钙症状（手足搐搦、惊厥），<u>10% 葡萄糖酸钙 5~10ml</u> 等量稀释后静脉注射。

（2）补钙后症状无改善，考虑低镁，可 <u>25% 硫酸镁 0.1ml/kg 肌内注射</u>。

（七）第二天的补液

（1）第一天已经纠正　补继续丢失和生理需要，补钾，供热量。

（2）第一天未纠正　水、电解质紊乱者，<u>重新判断脱水程度和性质制定补液计划</u>。

（八）各种溶液的配制

（1）NS（生理盐水）、5% 葡萄糖、1.87% 乳酸钠、1.4% $NaHCO_3$ 等张。

（2）2:1 液（NS:1.4%$NaHCO_3$）等张。

（3）3:2:1 液（葡萄糖:NS:1.4%$NaHCO_3$）　1/2 张。

（4）1:1 液（葡萄糖:NS）　1/2 张。

（5）4:3:2 液（NS:葡萄糖:1.4%$NaHCO_3$）　2/3 张。

（6）选用混合液为使 <u>Na:Cl</u> 保持 <u>3:2</u>。

（九）病例分析

8 个月婴儿，腹泻 3 天，每天十余次蛋花汤样便，12 小时无尿，呼吸深长，前囟、眼窝明显凹陷，皮肤弹性很差，四肢厥冷于 11 月就诊。

查血钠 125mmol/L，血钾 4mmol/L，HCO_3^- 10mmol/L，便无臭味，镜检白细胞 0~2/ 高倍视野。

（1）该患儿腹泻的病原是什么？

轮状病毒（蛋花汤样便、11 月就诊）。

（2）脱水程度、性质、酸中毒程度如何？

重度脱水（四肢厥冷），低渗性脱水（125mmol/L），中度酸中毒（HCO_3^-10mmol/L）。

（3）第一天补液量、首批液、余各步液体量和张力、速度各为多少？

重度脱水、中度酸中毒接近重度，扩容的同时纠酸，20ml/kg、1.4%NaHCO₃，30~60 分钟输入。

累积损失：80~100ml/kg（减去扩容的 20ml/kg），2/3 张，8~12 小时内补完。

继续丢失：10~40ml/kg，1/2~1/3 张，12~16 小时内补完。

生理维持：60~80ml/kg，1/5 张，12~16 小时内补完。

（4）脱水纠正，有尿，心音低钝、腹胀、肠鸣弱，如何处理？

低钾，0.3%，200~300mg/（kg·d），大于 8 小时，4~6 天。

（5）脱水纠正出现手足搐搦，如何处理？

低钙，10% 葡萄糖酸钙 5~10ml 等量稀释后静脉注射。

第十章 呼吸系统疾病

第一节 小儿呼吸系统解剖生理特点

一、解剖特点

1.鼻和鼻窦

（1）鼻腔相对短小，鼻黏膜血管丰富容易感染，发炎时后鼻腔容易堵塞发生呼吸困难、吸吮困难。

（2）上颌窦、筛窦6岁较宽而深（年幼儿童）。

（3）额窦、蝶窦12~13岁发育完善（年长儿童），鼻炎时容易累及鼻窦。

2.鼻咽部

（1）腺样体肥大可以导致呼吸困难。

（2）咽鼓管宽、短、平、直，鼻咽炎容易侵犯中耳，发生中耳炎。

3.口咽部 腭扁桃体1岁末渐增大，4~10岁达高峰，14~15岁渐退化，故扁桃体炎多见于年长儿童。

4.喉部 喉部狭窄、黏膜富有血管和淋巴，轻微炎症即可导致声音嘶哑和吸气性呼吸困难。

5.下呼吸道

（1）右支气管 粗短，为气管直接延伸。

（2）左支气管 从气管向侧方伸出。

（3）异物易坠入右支气管。

（4）呼气时气道容易塌陷而导致气体滞留。

6.胸廓

（1）桶状胸、肋骨呈水平位。

（2）肋间肌不发达、呼吸主要靠膈肌。

（3）膈肌位置高导致胸腔狭小。

（4）胸壁柔软、吸气时容易塌陷。

二、生理特点

（1）呼吸频率快。诊断呼吸增快的指标为：新生儿大于 60 次 / 分；小于 1 岁的大于 50 次 / 分；其他大于 40 次 / 分。

（2）呼吸中枢发育不完善，容易出现呼吸节律不齐，腹式呼吸为主。

（3）肺活量 50~70ml/kg，年龄越小，潮气量越小。

（4）气道管径细小，呼吸道阻力明显大于成人。

三、疾病常见体征

（1）呼吸频率　婴儿呼吸困难的第一征象就是呼吸频率增快。

（2）紫绀　末梢性紫绀指血流速度慢、动静脉氧差较大部位的紫绀（肢端），中心性紫绀指血流快、动静脉氧差小的部位（舌、黏膜）。

（3）三凹征　见于上呼吸道梗阻和肺实变。

（4）吸气喘鸣　吸气时出现喘鸣同时吸气相延长是上呼吸道梗阻的表现。

（5）呼气呻吟　呼气时声门部分关闭使远端压力增高，利于萎陷的肺泡扩张，是婴儿下呼吸道梗阻和肺扩张不良的表现。

第二节　急性上呼吸道感染

一、概述

多侵犯鼻部和咽部，90% 为病毒感染（如合胞病毒、腺病毒），可继发于细菌感染（溶血性链球菌）。

二、病因

（1）细菌和病毒都可致病。

（2）病毒占90%以上，如鼻病毒、呼吸道合胞病毒、流感病毒、副流感病毒、腺病毒、冠状病毒。

（3）病毒感染后可继发细菌感染，最常见为溶血性链球菌，其次为肺炎球菌、流感嗜血杆菌。

三、临床表现

1. 一般类型上感　病程3~5日。

（1）全身症状，发热、头痛、不适、乏力，可有腹痛、恶心、呕吐，由于发热导致肠痉挛、肠系膜淋巴结炎；局部症状，咳嗽、咽痛、鼻塞、流涕、喷嚏。

（2）婴幼儿全身症状重，年长儿全身症状轻，以局部症状为主。

（3）体检　咽充血、扁桃体肿大、淋巴结肿大。

2. 特殊类型上感

（1）疱疹性咽峡炎

①柯萨奇病毒A、多发于夏秋季。

②表现为发热、咽痛、流涎、厌食，咽腭弓、软腭、悬雍垂出有小疱疹。

③周围有红晕，破溃后形成小溃疡，患者不能吃过热过酸的东西。

（2）咽结合膜热

①腺病毒3、7型常见，多发于春夏季。

②以发热、咽炎、结膜炎为特征。

③发热、咽痛、咽部白色块状分泌物、滤泡性结膜炎、结膜充血并有分泌物。

四、并发症

（1）可引起中耳炎。

（2）年长儿若患链球菌性上呼吸道感染可引起急性肾炎、风湿热等疾病。

五、辅助检查

（1）血常规　病毒感染白细胞减少或正常（淋巴细胞为主）；细菌感染白细胞增加（粒细胞为主）。

（2）病毒分离及血清学反应　出结果比较慢。

六、治疗

（1）一般治疗　休息、多饮水、呼吸道隔离、预防并发症。

（2）病因治疗　抗病毒药物。

（3）如病情重、继发细菌感染或并发症，用抗生素 3~5 日。

（4）如溶血链球菌感染或既往风湿热、肾炎病史者，青霉素 10~14 日。

（5）对症治疗　如退热、止惊。

七、预防

（1）丙种球蛋白不能有效降低上呼吸道感染的发病率，而且使用血液制品有一定风险。

（2）主要靠锻炼提高抵抗力。

第三节　急性感染性喉炎

一、概述

（1）为喉部黏膜急性弥漫性炎症。

（2）以发热、犬吠样咳嗽、声嘶、吸气性喉鸣、吸气性呼吸困难为临床特征。

（3）冬春季常见，婴幼儿多见。

（4）由病毒或细菌感染引起。

二、发病机制

（1）病毒或细菌感染导致。

（2）气道梗阻时驱动空气进入肺内，需胸腔内极大的负压，强大的负压可使胸壁凹陷，也使梗阻部位以下的气道内负压明显低于大气压，胸腔外段的气道发生动力性塌陷，进一步加重气道梗阻。

（3）梗阻时通过上气道的气流为湍流，通过声带结构时发生颤动而引起喉鸣。

三、临床表现

（1）起病急、症状重。

（2）发热、犬吠样咳嗽、声嘶（喉部发音功能异常）、吸气性呼吸困难及三凹症、喉鸣（吸气困难）。

（3）白天症状轻、夜间入睡后加重。

（4）喉部、声带不同程度的充血、水肿。

四、喉梗阻的分度

按吸气性呼吸困难的轻重将喉梗阻分为四度。

（1）Ⅰ度　活动后出现吸气性喉鸣及呼吸困难。

（2）Ⅱ度　安静时出现吸气性喉鸣及呼吸困难、心率较快。

（3）Ⅲ度　Ⅱ度症状 + 烦躁、口唇发绀、双肺呼吸音降低。

（4）Ⅳ度　衰竭昏睡、双肺呼吸音几乎消失、心律不齐。

五、治疗

（1）抢救　保持呼吸道通畅，1% 麻黄碱或激素超声雾化吸入。

（2）控制感染　起病快，来不及判断病原体，静脉输入足量广谱抗生素。

（3）激素　抗炎、抗毒及控制变态反应等，减轻喉头水肿。

（4）对症治疗　异丙嗪镇静和减轻喉头水肿，氯丙嗪使喉部肌肉松弛不宜使用。

（5）气管切开术　适用于Ⅲ度以上喉梗阻。

第四节　急性支气管炎

一、概述

（1）为支气管黏膜发生炎症所致，常气管同时受累，实际应称为急性气管支气管炎。

（2）临床以咳嗽伴或不伴有支气管分泌物增加为其特征（干咳或有痰）。

（3）常继发于上呼吸道感染及麻疹、百日咳等急性传染病。

二、病原体

各种病毒、细菌或混合感染，以病毒为主（由于常继发于上感）。

三、临床表现

1. 一般表现

（1）上呼吸道感染的症状　3~4 日后先干后湿的咳嗽（开始为干咳，后来有痰，说明气管已经受累），一般无全身症状。

（2）症状常于 21 日内缓解。

（3）双肺呼吸音粗糙，常伴不固定散在的干湿啰音（咳嗽或改变体位后啰音消失）。

（4）胸片　正常或肺纹理增粗、肺门阴影增深。

2. 哮喘性支气管炎

（1）婴幼儿时期有哮喘表现的支气管炎。

（2）多见于 3 岁以下，有湿疹或其他过敏史。

（3）有哮喘类似的症状　咳嗽、呼气性呼吸困难，肺部叩诊呈鼓音，两肺满布哮鸣音及少量粗湿啰音，嗜酸性粒细胞增多，IgE 水平升高。

（4）有反复发作倾向，多数可痊愈，少数发展为哮喘。

四、治疗

（1）一般治疗 同上呼吸道感染。

（2）控制感染 病原大多是病毒，不用抗生素。

（3）对症治疗 一般不用镇咳剂或镇静剂，以免影响咳嗽反射，影响排痰；经常改变体位利于气道分泌物的引流。

第五节 毛细支气管炎

一、概述

（1）是2岁以下婴幼儿特有的（尤其是半岁以内）呼吸道感染性疾病。

（2）临床以呼吸急促、三凹征和喘鸣为主要表现。

二、发病机制

（1）病毒感染为主，50%以上为呼吸道合胞病毒RSV。

（2）病变主要累及直径75~300μm的气道，毛细支气管炎时小气道气流阻力明显增加，呼气更明显，肺顺应性降低，功能残气量增加，肺通气/血流比例失调，出现低氧、高碳酸、酸碱平衡紊乱。

（3）呼吸越快低氧越明显，大于60次/分后出现二氧化碳潴留。

三、临床表现

（1）咳嗽与喘憋 同时发生为本病的特点，百日咳样咳嗽＋发作性喘憋。

（2）呼吸浅快 大于60次/分、脉搏细速。

（3）吸气困难 鼻翼扇动、吸气性三凹征。

（4）呼气困难 呼气性喘鸣、肺部叩诊呈鼓音。

（5）毛细支气管接近完全梗阻时呼吸音明显减低或消失，喘憋发作时往往无湿啰音，喘憋稍有缓解时可有弥漫性细或中湿啰音。

四、治疗

由于病毒感染导致，一般不用抗生素。

第六节　支气管哮喘

一、概述

（1）哮喘是由肥大细胞、嗜酸性粒细胞和 T 细胞等多种炎性细胞参与的气道慢性炎症。

（2）这种炎症使易感者对各种激发因子具有气道高反应性，并可引起气道缩窄。

（3）表现为反复发作性的喘息、呼吸困难、胸闷和咳嗽等症状，常在夜间和（或）清晨发作、加剧。

（4）常出现广泛多变的可逆性气流受限，多数患者可自行缓解或经治疗缓解。

（5）气道高反应性是哮喘的基本特征，气道慢性炎症是哮喘的基础病变。

二、临床表现

（1）发作性呼吸困难、喘息、胸闷（呼气性呼吸困难）和咳嗽（干咳）。

（2）在夜间和清晨症状加重，可自行缓解或治疗后缓解。

（3）季节性和家族史（湿疹、哮喘）。

（4）胸廓饱满，有哮鸣音。

三、辅助检查

（1）FEV_1（1秒用力呼气容积）/FVC（用力肺活量） 小于70%提示气流受阻，比值越小受阻越严重；如果使用支气管扩张剂后提高大于15%表明是可逆性气流受阻。

（2）PEFR（呼气峰流速）变异率 日间变异率大于20%；使用支气管扩张剂后变异率增加20%可以诊断。

（3）气道高反应性 运动5~15分钟，FEV_1比基础值降低15%，PEFR降低20%。

（4）血气 早期是呼碱；病情加重后低氧血症、呼酸。

四、诊断和鉴别诊断

1. 婴幼儿哮喘诊断标准

（1）年龄 < 3岁，喘息发作 ≥ 4次。

（2）发作时双肺闻及呼气相哮鸣音，呼气相延长（体征）。

（3）除外其他引起喘息的疾病。

（4）具有特应性体质，如过敏性湿疹、过敏性鼻炎等。

（5）父母有哮喘病等过敏史。

凡具有以上第1、2、3条即可诊断哮喘。如喘息发作2次，并具有第2、3条诊断为可疑哮喘或喘息性支气管炎。如同时具有第4和（或）第5条时，可考虑给予哮喘诊断性治疗。

2. 儿童哮喘诊断标准

（1）年龄 ≥ 3岁，喘息呈反复发作者（或可追溯与某种变应原或刺激因素有关）。

（2）发作时双肺闻及以呼气相为主的哮鸣音，呼气相延长（体征）。

（3）除外其他引起喘息、胸闷和咳嗽的疾病。

（4）支气管扩张剂有明显疗效。

（5）疑似哮喘同时肺部有哮鸣音者，可做支气管舒张试验，阳性者可作哮喘诊断。

3. 咳嗽变异性哮喘诊断标准

（1）咳嗽持续或反复发作大于1个月，常在夜间和或清晨发作，运动后加重；痰少，临床无感染征象或经较长期抗生素治疗无效。

（2）气管舒张剂治疗可使咳嗽缓解（基本诊断条件）。

（3）有个人或家族过敏史，变应原试验阳性可作辅助诊断。

（4）气道呈高反应性特征，支气管激发试验阳性可作辅助诊断。

（5）除外其他原因引起的慢性咳嗽。

五、哮喘的分期

（1）发作期　急性发作期、非急性发作期。

（2）缓解期　指经过治疗或未经过治疗症状、体征消失，儿童肺功能恢复到 FEV_1 或 $PEF \geqslant 80\%$ 预计值，并维持 3 个月以上。

六、治疗

（一）治疗原则

（1）长期、持续、规范、个体化。

（2）发作期　快速缓解症状、抗炎平喘。

（3）缓解期　长期控制症状、抗炎、降低气道反应性、避免触发因素、自我保健。

（二）治疗哮喘的药物

1. 控制药物　抗炎药物。

（1）长期使用，适用于持续性哮喘。

（2）糖皮质激素　最有效的药物，吸入糖皮质激素是一线药物。

（3）色甘酸钠　可抑制 IgE 诱导的肥大细胞释放介质，对其他炎症细胞释放的介质也有选择性抑制作用。

（4）白三烯受体阻断剂。

2. 缓解药物　扩张支气管的药物。

（1）快速起效。

（2）短效 β_2 激动剂。

（3）**抗胆碱药** 阻断节后迷走神经传出支，通过降低迷走神经张力而舒张支气管。

（4）**短效茶碱** 有舒张支气管平滑肌、强心、利尿、扩张冠状动脉作用，还可兴奋呼吸中枢和呼吸肌，为常用平喘药；也有抗炎的作用。

3. 免疫疗法 用相应过敏原的提取物作脱敏治疗。

（三）激素治疗

1. 吸入治疗

（1）用于预防哮喘的发作，连续规则吸入 1 周后才有效。

（2）急性发作时先吸入短效 β_2 受体激动剂或茶碱，再吸入激素。

（3）轻中度以上的患者就需要长期吸入激素治疗，季节性发作的患者须在 2~4 周前连续规则吸入激素预防发作。

2. 口服治疗 急性发作病情较重时早期口服激素防止病情恶化。

3. 静脉给药

（1）严重哮喘发作时应当尽早静脉给激素（4~6 小时起作用）同时应用支气管舒张剂。

（2）极严重病例短期内大剂量激素治疗，症状缓解后逐渐减量，改为口服，不能骤然停药。

（四）哮喘急性发作的治疗

（1）**抗炎** 甲泼尼龙 80mg 每日两次，静脉注射 3~5 日；口服泼尼松 10~15mg 每日两次，连服 3~5 日；激素吸入治疗。

（2）**支气管扩张** β_2 受体激动剂 + 抗胆碱药物雾化吸入。

（3）**吸氧、补液** 患者由于缺氧导致多汗、喘息导致呼吸道挥发增加、水的摄入减少。

（五）慢性持续的治疗

适级、早期、联合、终身。

1. 间歇发作 仅用 β_2 受体激动剂（发作时使用）。

2. 轻度、中度、重度

（1）必须进行抗炎治疗，糖皮质激素只能在好的基础上维持不发作，已经发作了只能使用 β₂ 受体激动剂缓解。

（2）长期吸入激素 + 长效 β₂ 受体激动剂为治疗的一线药物（可选用合剂）；随着病情的加重激素剂量增加。

（3）效果不良可以再加用茶碱、白三烯受体拮抗剂而不要增加激素的剂量。

第七节　支气管肺炎

一、概述

（1）以发热、咳嗽、气促、呼吸困难及肺部固定湿啰音为共同临床表现。

（2）我国小儿死亡的首位原因。

二、病原体

（1）在发达国家是病毒，在发展中国家以细菌性肺炎常见（以肺炎链球菌多见）。

（2）多数由呼吸道入侵，少数通过血行播散到肺。

三、病理

（1）以肺组织充血、水肿、炎症细胞浸润为主。

（2）病毒性肺炎以间质累及为主。

（3）细菌性肺炎以肺实质损害为主。

四、病理生理

（1）通气不足 → PaO_2 ↓ $PaCO_2$ ↑；换气功能障碍 → PaO_2 ↓。

（2）代偿缺氧→呼吸、心率加快→每分钟通气量增加（气促）。鼻翼扇动、三凹症→增加呼吸深度（呼吸困难）。

（3）失代偿→呼吸衰竭。

循环系统

（1）病原体侵犯心肌可导致心肌炎，缺氧导致肺小动脉反射性收缩、肺循环压力升高、形成肺动脉高压、加重右心负荷。

（2）肺动脉高压和心肌炎是肺炎合并心衰的主要原因。

中枢神经系统

病原体毒素＋缺氧和高碳酸导致脑水肿、颅内压升高。

消化系统

应激性溃疡，严重者出现中毒性肠麻痹、消化道出血。

水电酸碱平衡

（1）呼吸性酸中毒＋代谢性酸中毒。

（2）水钠潴留、稀释性低钠血症、血钾高、血氯低。

五、临床表现

1. 肺部表现

（1）发热、咳嗽、气促（增加频率）、鼻翼扇动、三凹征（增加深度）、固定的中细湿啰音。

（2）如果合并其他系统表现就是重症肺炎。

2. 循环系统

（1）心肌炎（病毒或毒素直接侵犯心肌）　面色苍白、心动过速、心音低钝就可以诊断心衰。

①心率突然大于 180 次 / 分。

②呼吸突然增快大于 60 次 / 分。

③心音低钝，奔马律，颈静脉怒张，肝迅速增大。

④突然极度烦躁不安、明显发绀、面色发灰。

⑤尿少或无尿，眼睑或下肢浮肿。

3. 神经系统　脑水肿（缺氧和二氧化碳潴留）。

4. 消化系统　中毒性肠麻痹和消化道出血（缺氧和二氧化碳潴留）。

六、并发症

1. 脓胸　常由金黄色葡萄球菌、革兰阴性杆菌引起。

2. 脓气胸　肺边缘的脓肿破裂入胸腔并与肺泡或小支气管相通。

3. 肺大疱　多由金黄色葡萄球菌导致，细支气管因炎性堵塞形成活瓣。

七、辅助检查

1. 病原学检查　病毒、细菌。

2. 外周血检查

（1）白细胞检查　细菌感染时白细胞和粒细胞都增加，病毒感染时白细胞正常或减少。

（2）C- 反应蛋白　细菌感染时增加，非细菌感染时增加不明显。

3. X 线检查

（1）早期肺纹理增强，以后出现小斑片状阴影。

（2）双肺下野、中内带出现点状或小斑片状影。

（3）可见肺不张、肺气肿，斑片影可融合成片、甚至波及节段。

八、诊断和鉴别诊断

1. 诊断

（1）临床表现　发热、咳嗽、气促、呼吸困难。

（2）体征　肺部有固定的细湿啰音。

（3）以上就可以确诊了，进一步病原学诊断、有无并发症，判断病情指导治疗。

2. 鉴别诊断

（1）急性支气管炎　以咳嗽为主，发热不严重，呼吸音粗或不固定的干湿啰音。

（2）肺结核　活动性结核的症状及 X 线表现相似但肺啰音不明显。

（3）支气管异物 胸片。

九、治疗

1. 抗感染治疗 抗生素使用疗程为：体温正常后 5~7 日；临床症状基本消失后 3 日。

2. 并发症的治疗

（1）肺炎合并心力衰竭的治疗 ①利尿；②强心药物；③血管活性药物。

（2）肺炎合并缺氧和中毒性脑病的治疗 ①脱水疗法（如甘露醇）；②改善通气；③扩血管药物；④止痉；⑤糖皮质激素应用。

第八节 不同病原体所致肺炎的特点

1. 金黄色葡萄球菌肺炎

（1）金黄色葡萄球菌致病力强，病理以化脓性渗出和脓肿形成为主。

（2）起病急、进展快、全身中毒症状重、弛张高热。

（3）肺部体征出现早（固定的中细湿啰音）。

（4）皮疹常见、易并发脓胸、脓气胸，容易发生迁徙性脓肿。

（5）白细胞多升高、中性粒细胞升高、有中毒颗粒，C-反应蛋白升高。

（6）X 片与临床表现不一致，开始症状重 X 片变化轻，后期症状轻 X 片变化重，阴影持续时间可长达 2 个月；X 线表现滞后。

（7）金黄色葡萄球菌肺炎较顽固，抗生素用到体温正常后 2 周，总疗程 6 周。

2. 腺病毒肺炎

（1）病原 腺病毒（以 3、7 型为主，11、21 型次之）。

（2）临床表现　多见于**6个月~2岁婴幼儿**，起病急骤，呈稽留高热（全身中毒症状重）、萎靡嗜睡（孩子比较赖）、面色苍白；咳嗽较剧、喘憋、呼吸困难、发绀。

（3）体征出现较晚，发热3~7日后出现湿啰音，以后病变融合出现肺实变体征。

（4）四多三少两一致　肺纹理多、肺气肿多、大病灶多、融合病灶多，圆形病灶少、肺大疱少、胸腔积液少，X线与临床表现一致。

3. 肺炎支原体肺炎

（1）病原体　肺炎支原体。

（2）一般症状

①发热　热程1~3周。

②咳嗽　以刺激性咳嗽为突出表现（百日咳样咳嗽），咳白色黏痰，伴咽痛、胸闷、胸痛。

③其他　可有其他系统器官受累，有时是首发症状。

（3）肺部体征不明显　胸片表现早于体征。

（4）婴幼儿　起病急、病程长，呼吸困难、喘憋、双肺喘鸣音、湿啰音。

（5）药物治疗　红霉素2~3周。

4. 衣原体肺炎

（1）病理特征为间质性肺炎。

（2）起病缓慢，无发热、有鼻塞、流涕、咳嗽、气促；多有结膜炎。

（3）X线和肺部体征可以持续1个多月。

（4）红霉素治疗有效。

5. 新生儿肺炎　有时口吐沫是唯一表现，肺部啰音可以不明显。

第十一章　心血管系统疾病

第一节　正常心血管解剖生理

一、心脏的胚胎发育

（1）胎儿心脏在胚胎第 2~8 周完成，由原始心管发育成四个腔室：心球、心室、心房、静脉窦。心球与动脉系统相连，静脉窦与静脉系统相连。

（2）心管的增长快于体腔，形成 S 型扭曲，继而折叠，原始心房转向原始心室的后上方，原始心室渐向腹面突出，位于静脉窦左前方。

（3）3~4 周房室共腔，从房室交界的背面和腹面各长出一心内膜垫，两垫相连将房室腔分开。

（4）3 周末，房间隔从背侧向前下方生长为第一房隔，其下缘向心内膜垫生长时，留有一孔为原发孔，在原发孔关闭之前，在第一房隔上又形成继发孔。5~6 周，第一房隔右侧心房壁折叠长出第二房隔，其向心内膜垫延伸时，游离缘留下一孔为卵圆孔。

（5）腔发育，第一房隔与第二房隔黏合，继发孔被第二房隔遮盖，第一房隔成为卵圆孔的帘膜。

（6）第二房隔未能遮盖继发孔形成房间隔缺损。

二、小儿血液循环的特点

1. 胎儿血液循环的特点

（1）氧合血经过下腔先进入右房，大部分氧合血从卵圆孔导入左房左室。

（2）动脉导管开放，以便使肺动脉氧合程度较低的血大多流入降主动脉，经脐动脉入胎盘进行氧合。

（3）胎儿肺循环阻力高于体循环阻力，保持动脉导管由肺动脉向主动脉的流向。

（4）胎盘血管床丰富，阻力低，有利于胎儿和母体的物质交换。

2. 出生后血液循环的特点

（1）肺循环建立　呼吸建立→血氧升高→肺血管张开→肺循环阻力降低→肺动脉血畅流入肺。

（2）断脐→下腔回右房血流减少→右心房压力降低→卵圆孔关闭。

（3）肺循环血流量增加→左房血流增加→左心房压力升高→卵圆孔关闭。

（4）血氧升高→大量氧化血通过动脉导管→动脉导管收缩→动脉导管关闭。

（5）静脉导管关闭　脐静脉断源、淤塞→肝圆韧带形成。

第二节　先天性心脏病

一、发病率

最常见为室间隔缺损，其次为房间隔缺损、动脉导管未闭、大动脉转位、主动脉狭窄、法洛四联征。

二、分型

1. 左向右分流型（潜在青紫型）

（1）平时是左向右分流，剧烈哭闹、屏气时胸腔内压力增加，右心压力暂时性高于左心，发生右向左分流，出现暂时性紫癜；室间隔缺损、房间隔缺损、动脉导管未闭。

（2）发育落后、乏力（体循环少血，含氧少）。

（3）活动后心悸、气短、咳嗽、反复呼吸道感染（肺多血）。

（4）肺动脉高压后发绀；先前症状好转但出现青紫。

2. 右向左分流型（青紫型） 持续性青紫。

（1）法洛四联征、大动脉转位（主动脉开口在右心室、肺动脉开口在左心室）。

（2）发育落后、乏力；青紫、蹲踞、阵发性晕厥。

3. 无分流型 肺动脉狭窄。

三、并发症

1. 肺炎与心力衰竭 见于左向右分流型，因肺循环血量增加，心脏负荷加重，长期肺充血，易并发感染。

2. 亚急性细菌性心内膜炎 由于各种心血管畸形引起血流动力学改变，使心血管腔内经常受冲击的内膜受损，细菌易在该部位停留繁殖而致。

3. 阵发性呼吸困难 右室流出道狭窄所致。见于右向左分流型法洛四联征。

4. 脑栓塞、脑脓肿 由于严重缺氧，代偿性红细胞增多，致使血液黏稠度增大，易发生栓塞。若继发感染，可引起脑脓肿。

四、常见先天性心脏病

（一）室间隔缺损

1. 概述

（1）最常见，在许多复杂心血管畸形中，室缺常为畸形的组合部分。

（2）所有的心血管畸形中，2/3 有室缺。

2. 分类

（1）室间隔膜部缺损 最多见，约占 60%~80%，位于室上嵴下方，三尖瓣的后方。

（2）上下型 位于室上嵴的上方，主动脉瓣或肺动脉瓣的下方。

（3）室间隔肌部缺损 心尖部、中央部、边缘部。

3. 血流动力学特点

（1）左心房心室、左室肥大（先）；右心室肥大（后）；肺动脉扩张、肺循环充血。

（2）体循环血量减少。

（3）器质性肺动脉高压以后，右心压力升高，右向左分流（艾森曼格综合征），失去了手术的机会。

4. 临床表现

（1）小型缺损（小于1cm）　①无症状；②多为体检时发现胸骨左缘3、4肋间响亮粗糙的全收缩期杂音；③P_2亢进，伴有震颤。

（2）中型缺损（约1cm）　①症状轻或无，常有呼吸道感染；②杂音和震颤与小缺损相同；③肺循环血量大于体循环血量一倍时，二尖瓣相对狭窄，心尖部偶闻舒张中期杂音和第三心音增强；④因左室有两条排血出路，主动脉关闭偏早，故第二音分裂明显。

（3）大型缺损（约2cm）　①喂养困难，生长发育迟缓（体循环缺血），面色苍白，多汗；②呼吸粗、促伴喘。易下呼吸道感染合并心衰（肺血多）；③随着肺循环阻力增加，症状可缓解；④但肺动脉高压后，易缺氧而青紫，活动后伴喘；⑤扩张的肺动脉压迫喉返神经，引起声音嘶哑；⑥杂音性质与中、小型相同，传导广泛，震颤明显；⑦肺动脉第二音亢进，随着肺动脉压增高，分流量减少，杂音逐渐减弱。

5. 症状

（1）轻者无症状、呼吸道容易感染、活动后心悸、气短、生长迟缓、面色苍白。

（2）肺动脉高压后症状有缓解，但发生青紫。

6. 体征

（1）胸骨左缘3/4肋间响亮的全收缩期杂音，常伴震颤。

（2）P_2亢进（肺血多）;P_2分裂明显（左心室有2个流出道，排血更快）。

（3）肺动脉高压后分流减少，杂音变弱。

7. 心电图　左心室肥大或左、右心室肥大，左室舒张期负荷加重，肺动脉高压时，右心室肥大。

8. X线

（1）左右室大、左房大。

（2）肺动脉段突出；主动脉结缩小。

（3）肺门舞蹈；肺野充血。

9. 超声心动图

（1）可直接探及缺损大小。

（2）<u>左房、左室内径增宽，右室内径也可增宽。</u>

（3）室间隔活动正常。彩色多普勒可探及分流位置、方向、大小。

10. 心导管检查 右心室血氧比右心房高；右心室和肺动脉压力增高。

（二）房间隔缺损

1. 概述

（1）次多见，在儿科先心病中占 5%~10%。

（2）<u>小儿时期症状较轻。</u>

（3）<u>在成人先心病中居首位。</u>

（4）许多先心病中合并有房缺存在，在一些复杂心脏畸形中，房缺可改善病理生理，减轻症状，如完全性大动脉转位等。

2. 分类

（1）卵圆孔未闭 一般不引起两房间分流。

（2）原发孔未闭 位于房间隔下部，<u>呈半月型</u>，缺损较大。常伴有二尖瓣或三尖瓣的裂孔而形成关闭不全。

（3）<u>继发孔未闭</u> 最常见。缺口位于卵圆窝的窝壁，是第一隔覆盖卵圆孔的帘膜。<u>第一隔未完全覆盖继发孔</u>，形成房缺。

3. 血流动力学特点

（1）右心房、右心室扩张；肺动脉扩张、肺充血。

（2）<u>左心室、主动脉血流减少，体循环少血。</u>

4. 临床表现

（1）缺损小者可无症状。

（2）缺损大者或原发孔缺损者症状出现早，活动后心悸、气促、易疲劳（体循环少血）。少数有咳嗽、咯血及频发呼吸道感染（肺多血）。扩张的肺动脉压迫喉返神经，引起声音嘶哑。

（3）偶有婴儿以阵发性室上性心动过速为最早表现，如早期有房扑或房颤，缺损较大。

（4）无青紫、心前区饱满，搏动活跃，剑突部明显。

（5）胸骨左缘 2、3 肋间可闻及收缩期喷射性柔和杂音，常不超过 3 级，向两肺传导，不伴震颤；杂音在婴儿期不明显（右心压力高分流不明显）；肺动脉第二心音（P_2）固定分裂；肺血流量大于体循环一倍时，三尖瓣相对狭窄在胸骨左缘可闻及短促、低频舒张期杂音。

5. 症状

（1）缺损小的无症状，多在成人期发现症状。

（2）易疲劳、频发呼吸道感染。

（3）活动后心悸、气短。

6. 体征

（1）胸骨左缘 2/3 肋间收缩期喷射性柔和杂音，无震颤。

（2）P_2 亢进、固定分裂。

（3）婴幼儿早期右心压力高，杂音不明显。

7. X 线

（1）右心房、右心室扩大。

（2）肺动脉段突出；主动脉结缩小。

（3）肺门舞蹈；肺野充血。

8. 超声心动图

（1）房间隔回声失落。右房增大，右室流出道增宽。

（2）室间隔矛盾运动。主动脉内径小。彩色多普勒可探及分流位置、方向、大小。

9. 心导管检查

（1）右房血氧较上下腔静脉高。

（2）右房压力高于正常；导管从右房经缺损进入左房。

（三）动脉导管未闭

1. 概述

（1）占先心病发病 10%。

（2）足月新生儿出生后，即功能上关闭，大多在生后 3 个月，完成解剖上关闭。未成熟儿关闭延迟。

（3）高原居民发生率高；孕早期风疹病毒感染发病率增高。

2. 血流动力学改变

（1）左心房扩张、左心室扩张、主动脉起始部扩张。

（2）肺动脉扩张、肺多血。

（3）体循环少血、脉压增加。

3. 临床表现

（1）导管细小者可无症状。

（2）导管粗者出现气急、咳嗽（肺多血）、乏力、多汗、心悸（体循环少血）。扩张的肺动脉压迫喉返神经，引起声音嘶哑。右向左分流者，下肢青紫（差异性紫癜），脚趾杵状指。

（3）出生时数日内因肺动脉压未下降，分流量不多，可无杂音。随着肺循环阻力下降，杂音日趋明显。

（4）杂音：胸骨左缘 2、3 肋间有 3~4 级粗糙连续性的机器样杂音。杂音最响处可扪及震颤。向左侧腋下、心前区、左肩部传导；新生儿或婴儿可仅有收缩期杂音；肺动脉第二心音（P_2）亢进；脉压增宽（大于 40mmHg）及周围血管征。

4. 症状 常见症状为咳嗽、气短、心悸、乏力、多汗，差异性紫癜。导管细者可无症状。

5. 体征

（1）胸骨左缘 2/3 肋间有 3~4 级粗糙的连续的机器样杂音。

（2）有震颤；P_2 亢进；周围血管征（+）。

（3）出生时肺循环压力高，杂音不明显。

6. 心电图 左房、左室肥大，肺动脉高压时可有右室肥大。

7. X 线

（1）左心房、左心室扩大。

（2）肺动脉段突出；主动脉结扩大。

（3）肺门舞蹈；肺野充血。

8. 超声心动图

（1）左房、左室内径增宽。主动脉内径增宽。

（2）超声检查可探及导管位置和粗细。彩色多普勒可探及分流位置、方向、大小。

9. 心导管检查

（1）肺动脉血氧含量比右室高；肺动脉压高于右室。

（2）导管从肺动脉通过动脉导管进入降主动脉。

（四）法洛四联征

1. 病理解剖

（1）右心室流出道梗阻　以漏斗部狭窄多见。

（2）室间隔缺损　多见高位膜部缺损。

（3）主动脉骑跨　骑跨于左右心室之上。

（4）右心室肥厚　肺动脉狭窄后结果。

2. 血流动力学改变

（1）右心室、右心房扩张；肺动脉狭窄、右室流出道梗阻、肺少血。

（2）体循环中是混合血（右向左分流的多少取决于流出道梗阻的程度）。

3. 临床表现

（1）青紫　动脉导管闭合后逐渐明显（3~6个月）；杵状指出现在6个月以后（混合血）。

（2）缺氧发作　呼吸急促、阵发性呼吸困难，晕厥，惊厥（肺动脉突然痉挛）。

（3）蹲踞现象　下肢屈曲，增加体循环阻力，肺血流增多；回心血量减少，体循环氧饱和度增加，防止晕厥（肺少血）。

（4）胸骨左缘2、3、4肋间可闻及粗糙喷射性收缩期杂音，胸骨左缘4、5肋间可闻及全收缩期杂音。

4. 心电图　电轴右偏，右心室肥厚。

5. X线

（1）右心室扩大。

（2）肺动脉段凹陷；心影呈靴型。

（3）无肺门舞蹈；肺野清晰缺血，年长儿可有网状侧支循环影。

6. 超声心动图

（1）主动脉骑跨于室间隔之上，内径增宽，右室内径增宽流出道狭窄。

（2）左室内径缩小。彩色多普勒可见右室直接将血注入骑跨的主动脉。

7. 心导管检查

（1）股动脉血氧饱和度明显降低。

（2）导管从右室进入主动脉，进入左室，不易进入肺动脉。右室压力等于体循环压力。

（五）肺动脉狭窄

1. 血流动力学改变

（1）右室流出道梗阻，右心负荷过大导致右心室肥厚，最后右心衰竭。

（2）极度严重的狭窄，导致肺动脉压很高，从动脉导管进入主动脉发生紫癜。

2. 症状

（1）心悸、气短、发育落后。

（2）重症　婴儿期可发生紫癜、右心衰竭。

3. 体征

（1）胸骨右缘 2 肋间收缩期杂音，有震颤。

（2）狭窄的肺动脉瓣突然打开可有收缩早期喀喇音，关闭延迟导致 P_2 分裂；P_2 减弱。

4. X 线　右心室肥大、肺动脉段突出、肺野清晰、无肺门舞蹈。

（六）完全性大动脉转位

1. 血流动力学改变

（1）右心室 – 主动脉 – 全身 – 上下腔静脉 – 右心房 – 右心室。

（2）左心室 – 肺动脉 – 肺 – 左心方 – 左心室。

（3）两个独立的循环之间必定存在通路　房缺、室缺、动脉导管未闭。

（4）全身的血液始终聚集在一侧，一会儿左一会儿右；左右心室周期性扩大和缩小，导致 2 个心室扩张和肥厚，最终心衰。

2. 临床表现

（1）出生后有紫癜、气急、心衰；紫癜一般是全身性的，除非有动脉导管未闭为差异性的。

（2）两循环间仅有小的通路，紫癜重、心衰轻。

（3）两循环间有大的通路，紫癜轻、心衰重。

（4）可有室缺、房缺、动脉导管未闭的体征。

3. X 线　心脏进行性扩大、前后位心影为鸭蛋形。

第三节　病毒性心肌炎

一、小儿病毒性心肌炎诊断标准

1. 临床诊断依据

（1）心功能不全、心源性休克或心脑综合征。

（2）心脏扩大（X 线、超声心动图检查具有表现之一）。

（3）心电图改变　①以 R 波为主的 2 个或 2 个以上的导联（Ⅰ、Ⅱ、aVF、V_5 导联）的 ST-T 改变持续 4 天以上伴动态变化；②窦房传导阻滞、房室传导阻滞、完全性右或左束支阻滞、成联律、多形、多源、成对或并行性期前收缩；③非房室结及房室折返引起的异位性心动过速；④低电压（新生儿除外）及异常 Q 波；⑤肌酸激酶同工酶 MB（CK-MB）升高或心肌肌钙蛋白阳性。

二、病原学检查

1. 确诊标准　自患儿心内膜、心肌、心包（活检、病理）或心包穿刺液检查，发现以下之一者可确诊心肌炎是由病毒引起。①分离到病毒；②用病毒核酸探针查到病毒核酸；③特异性病毒抗体阳性。

2. 参考依据 有以下之一者结合临床表现可考虑心肌炎系病毒引起。

（1）自患儿粪便、咽拭子或血液中分离到病毒，且恢复期血清同型抗体效价较第 1 份血清升高或降低 4 倍以上。

（2）病程早期患儿血中特异性 IgM 抗体阳性。

（3）用病毒核酸探针自患儿血中查到病毒核酸。

三、确诊依据

（1）具备临床诊断依据两项，可临床诊断为心肌炎。发病同时或发病前 1~3 周有病毒感染证据支持诊断者。

（2）同时具备病原学确诊依据之一，可确诊为病毒性心肌炎，具备病原学参考依据之一，可临床诊断为病毒性心肌炎。

（3）凡不具备确诊依据，应给予必要的治疗或随诊，根据病情变化，确诊或除外心肌炎。

（4）应除外风湿性心肌炎、中毒性心肌炎、先天性心脏病、由风湿性疾病以及代谢性疾病引起的心肌损害、原发性心肌病、先天性房室传导阻滞、心脏自主神经功能异常、β 受体功能亢进及药物引起的心电图改变。

四、治疗

1. 休息 减轻心脏负荷。

2. 药物治疗

（1）抗病毒治疗 阿昔洛韦每次 50~100ng，口服，每 6 小时一次，疗程 15~30 日。

（2）营养心肌药物 维生素 C 每次 100~120mg/kg，每日 1 次，1,6- 二磷酸果糖，辅酶 Q_{10} 治疗。

（3）有心衰者加洋地黄治疗。

（4）糖皮质激素 心源性休克、致死性心率紊乱（三度房室传导阻滞者）可加用激素，氢化可的松 10mg/（kg·d）连用 2~4 周，病情好转后减量。

第四节　小儿心律失常

一、期前收缩（过早搏动）

（一）临床表现

多无症状，个别可诉心悸、胸闷及心前区不适。

（二）辅助检查

心电图可明确诊断。

1. 房性期前收缩

（1）P'波提前。

（2）P'-R间期正常。

（3）期前收缩后代偿间歇不完全。

（4）心室内差异传导可见变形QRS波。

2. 交界性期前收缩

（1）QRS波提前，但形态、时限基本正常。

（2）可见逆行P'波，P'-R间期小于0.10秒。

（3）代偿间歇不完全。

3. 室性期前收缩

（1）QRS波提前，无异位P波。

（2）QRS波宽大、畸形，T波与主波方向相反。

（3）期前收缩后多伴代偿间歇完全。

（三）治疗

（1）积极治疗原发病。

（2）期前收缩次数不多，无自觉症状，期前收缩形态一致可无需药物治疗。

（3）在器质性心脏病基础上出现期前收缩，或有自觉症状、心电图上呈多源性，可予抗心律失常药。室上性期前收缩可用维拉帕米、β受体阻断剂、胺碘酮，室性期前收缩可用普罗帕酮、β受体阻断剂、胺碘酮、美西律。

二、阵发性心动过速

（一）阵发性室上性心动过速

1. 临床表现

（1）阵发性，突发突止。

（2）心率增快，儿童大于 180 次 / 分，婴儿为 250~300 次 / 分，心律多整齐。

（3）小婴儿可有拒奶、呕吐、面色苍白、气促，烦躁不安。

（4）儿童常诉心悸、心前区不适、头痛等。

2. 心电图

（1）P 波形态异常，可与 T 波重叠。

（2）P–R 间期 0.08~0.13 秒。

（3）QRS 形态正常，部分可有预激综合征表现。

3. 诊断要点 突发突止，心律齐，心率明显增快（超出窦性范围），结合心电图特异性改变。

4. 鉴别诊断 窦性心动过速、心房扑动、阵发性室性心动过速。

5. 治疗

（1）兴奋迷走神经终止发作 ①刺激咽部；②压迫颈动脉窦法；③潜水反射法。

（2）药物治疗

①维拉帕米 每次 0.1~0.2mg/kg，最大剂量每次小于 5mg，在心电监护下静脉推注（1ml/min）。复律后改口服，每次 1~2mg/kg，每天 3~4 次。本药不适用于心力衰竭和病窦综合征。新生儿及 6 个月以下的小婴儿易导致血压下降、休克、心脏骤停，不宜选。

②胺碘酮 每次 2~5mg/kg，加入 100ml 5% 葡萄糖液中静脉滴注，复律后改口服，10~15mg/（kg·d），每天 2~3 次，不宜长期服用。

③射频消融术。

（二）室性心动过速

1. 临床表现

（1）发作时多为阵发性。

（2）心率常为 150~250 次 / 分，心律略有不整齐。

（3）表现与室上速相同，但更易发生心力衰竭，甚至阿 – 斯综合征及心源性休克。

2. 心电图

（1）心室率 150~250 次 / 分。

（2）QRS 波宽大畸形。

（3）T 波与 QRS 主波相反，P 波与 QRS 之间无固定关系。

（4）QT 间期多正常。

（5）心房率较心室率缓慢，可见室性融合波或心室夺获现象。

3. 诊断要点　综合临床病史、体格检查、心电图及对相应治疗反应以诊断。

4. 治疗

（1）药物治疗

①首选普罗帕酮，口服每次 5~6mg/kg，一般从小剂量开始，长期口服每次 4~6mg/kg，每 6~8 小时 1 次。疗效稳定后，连服 3~6 个月在逐渐减量，总疗程 6~12 个月。

②洋地黄中毒者，首选苯妥英钠或利多卡因。

③右室型特发室速首选 β 受体阻断剂，左室型特发室速首选维拉帕米，两者对普罗帕酮有效。

（2）有循环衰竭者，首选电击转复心律。

三、房室传导阻滞（AVB）

（一）临床表现

（1）一度 AVB 无临床症状，偶有第 1 心音低钝。

（2）二度 AVB 者出现漏搏较多时可有心悸、胸闷等。

（3）三度 AVB 者取决于有否合并先天性心脏病、起病急缓、心室率快慢等，严重可出现阿 – 斯综合征发作。

（二）心电图检查

1. **一度 AVB** P-R 间期超过正常上限。

2. **二度 AVB**

（1）Ⅰ型 P-R 间期逐渐延长，R-R 间隔逐渐缩短至 QRS 脱落，且最长 R-R 间隔小于 2 倍最小 R-R 间隔之和。

（2）Ⅱ型 P-R 间期基本恒定，P 波按比例下传，部分 QRS 脱落。

3. **三度 AVB**

（1）P、QRS 波各有其规律。

（2）房率大于室率，略不齐。

（3）QRS 波正常或增宽，多匀齐。

（三）治疗

1. **一度、二度 AVB** 主要是病因治疗。

2. **三度 AVB**

（1）急性三度 AVB 伴心室率过慢（新生儿小于 55 次 / 分，婴儿小于 50 次 / 分，儿童小于 40 次 / 分）、阿 - 斯综合征发作者，需要装临时起搏器。

（2）先天性三度 AVB 如心室率过低（小于 40 次 / 分），发生阿 - 斯综合征或心力衰竭者，应安装永久性心脏起搏器。

第五节 心力衰竭

一、临床表现

（1）安静时心率增快，婴儿大于 180 次 / 分，幼儿大于 160 次 / 分，不能用发热或缺氧解释。

（2）呼吸困难。青紫突然加重，静息时呼吸达 60 次 / 分以上。

（3）肝脏短时间内进行性增大。

（4）心音低钝，或出现奔马律。

（5）突然烦躁不安、面色苍白或发灰。

（6）尿少，下肢水肿，其他原因所致除外。

二、实验室检查

1. X 线检查 心影扩大、心搏动减弱、肺纹理增粗，肺淤血或肺水肿表现。

2. 超声心动图 心腔扩大，收缩和（或）舒张功能的减低，射血分数降低。

3. 血气分析 PaO_2 下降，$PaCO_2$ 增高。

三、诊断要点

1. 诊断 具备临床表现前 4 项，并有 2 项实验室检查即可诊断。

2. 鉴别诊断

（1）重症支气管肺炎和毛细支气管炎。

（2）心包炎和心包积液。

（3）青紫型先天性心脏病。

四、治疗

1. 病因治疗 原发病治疗。

2. 减轻心脏负荷 休息、镇静、吸氧。限制水、钠的摄入量。

3. 适当的体位 床头抬高 15~30°，左心衰时应取端坐或半坐位。

4. 药物治疗

（1）增加心肌收缩力

①地高辛 首次剂量为负荷量的1/2 量，以后每 4~8 小时再给负荷量的 1/4 量。末次用药后 8~12 小时用维持量，地高辛中毒血浓度 新生儿大于 4ng/ml；婴儿大于 3~4ng/ml；儿童大于 2ng/ml。

②多巴胺及多巴酚丁胺。

（2）利尿 呋塞米（速尿）每次 1~2mg/kg，每 6~12 小时 1 次；

氢氯噻嗪（双氢克尿塞）1~2mg/（kg·d），每 12 小时 1 次。

（3）血管活性药　卡托普利（巯甲丙脯酸）、硝普钠等。

（4）营养心肌药物　维生素 C、辅酶、果糖等。

第十二章　泌尿系统疾病

第一节　儿童泌尿系统解剖和生理特点

一、解剖特点

1.**肾**　年龄越小肾脏相对重量越大，小儿肾位置偏低，右肾比左肾略低，肾脏长度为年龄 /2+5（成人一般 10cm），2 岁以内健康小儿可扪及肾脏，2~4 岁以前肾表面呈分叶状。

2.**输尿管**　婴幼儿输尿管长而弯曲、壁薄，容易受压导致梗阻、感染。

3.**膀胱**　婴儿膀胱位置高，充盈后可位于耻骨联合以上（用于膀胱穿刺）。

4.**尿道**　女婴尿道短（1cm）易感染，男婴常有包茎，尿酸盐长期刺激。

二、生理特点

36 孕周胎儿肾脏发育完成（肾单位数量达成人水平），1~2 岁肾功能达成人水平。

1.**新生儿**

（1）生后 24 小时内开始排尿。

（2）正常尿量：1~3ml/（kg·h）；少尿：小于 1ml/（kg·h）；无尿：小于 0.5ml/（kg·h）。

（3）肾小球滤过率仅为成人 1/5[20ml/（m²·min）]。

（4）肾小管重吸收和排泄功能　容易出现糖尿、氨基酸尿、尿磷增高、排钠功能差、酸中毒（碳酸氢根重吸收能力差）、低渗尿。

（5）肾小管浓缩稀释功能　浓缩功能差，不能排出过量水分及溶质；稀释功能正常，但由于肾小球滤过率低，大量输液后也容易水肿（如果水喝多了可能水肿，奶太浓了血液会高渗，摄入钠过多容易高血钠）。

2. 小儿

（1）尿量 <u>小于 250ml/（$m^2 \cdot d$）</u> 为少尿，全天尿量小于 <u>30~50ml 为无尿（28kg 体重 =$1m^2$）</u>。

（2）尿蛋白 <u>大于 150mg/d</u> 为异常。

（3）尿沉渣镜检 <u>红细胞 0~3/ 高倍视野；白细胞 0~5/ 高倍视野</u>；偶见透明管型。

第二节 儿童肾小球疾病的临床分类

一、原发性肾小球疾病

（一）肾小球肾炎

是一组以血尿为主，常伴有蛋白尿、浮肿、高血压、少尿和肾功能不全等症状的临床综合征（<u>血尿是必要的条件</u>）。

1. 急性肾小球肾炎

（1）起病急、多有前驱感染。

（2）表现为血尿、蛋白尿、水肿、高血压、一过性肾功能不全。

（3）病程 ≤ 1 年。

（4）急性链球菌感染后肾小球肾炎、急性非链球菌感染后肾小球肾炎。

2. 急进性肾小球肾炎

（1）起病急表现为血尿、蛋白尿、水肿、高血压。

（2）持续性少尿或无尿，肾功能急剧恶化。

3. 迁延性肾小球肾炎

（1）有急性肾小球肾炎史，病程 <u>> 1 年</u>，仍有血尿或蛋白尿。

（2）无急性肾小球肾炎史，病程 <u>> 0.5 年</u>，仍有血尿或蛋白尿。

（3）血压及肾功能正常。

4. **慢性肾小球肾炎**　病程 > 1 年，仍有血尿或蛋白尿，伴有持续高血压或肾功能不全。

（二）肾病综合征

1. **大量蛋白尿**　每日 ≥ 50mg/kg，低蛋白血症（血清白蛋白小于 30g/L）。

2. **肾炎型**　具有以下特征之一的为肾炎型。

（1）肾小球性血尿（2 周连续 3 次 > 10/ 高倍视野）。

（2）激素治疗前有高血压。

（3）血容量充足的前提下发生氮质血症。

（4）低补体血症。

3. **单纯型**　不具有上述特征的为单纯型。

二、继发性肾小球疾病

狼疮、紫癜、乙肝相关性肾炎。

三、遗传性肾小球疾病

先天性肾病综合征、Alport 综合征、薄基底膜肾病。

第三节　急性链球菌感染后肾小球肾炎

一、概述

（1）急性链球菌感染后肾小球肾炎（APSGN）是小儿时期常见的肾脏病，占泌尿系统疾病第一位，但近年发病有下降趋势。

（2）学龄儿童多见（5~14 岁），男多于女。

（3）属于感染后引起的免疫复合物性肾小球肾炎。

二、病因

（1）呼吸道和皮肤感染为主要的前驱感染。

（2）上呼吸道感染或扁桃体感染最多见，脓皮病或皮肤感染次之。

（3）除 A 组 β 溶血性链球菌外，其他多种病原体也可导致。

三、发病机制

（1）A 组 β 溶血性链球菌感染引起的免疫复合物性肾小球肾炎。

（2）循环免疫复合物学说　A 组 β 溶血性链球菌的致肾炎菌株＋相应抗体→循环免疫复合物→沉着于肾小球基底膜，激活补体→免疫损伤和炎症。

（3）原位免疫复合物学说　已植入肾小球局部的抗原＋相应抗体→植入处抗原－抗体反应。

（4）自家免疫学说　某些链球菌通过神经氨酸苷酶→改变机体 IgG 的免疫原性→自身免疫导致的免疫损伤。

四、病理生理

连堵带漏。

（1）肾小球基底膜破坏：血尿、蛋白尿。

（2）肾小球毛细血管内增生、内皮肿胀、系膜细胞增生、肾小球滤过率降低、少尿、无尿、水肿、高血压、循环充血。

五、病理改变

1. **光镜**　弥漫性毛细血管内增生性肾炎。

2. **电镜**　基底膜上皮侧驼峰状电子致密物。

3. **免疫荧光**　IgG（IgM，IgA），C3（C1q）沿毛细血管袢及系膜区的沉积。

六、临床表现

（一）典型表现

1. **前驱感染** 呼吸道感染间歇期平均 <u>10 日</u>；皮肤感染间歇期平均 <u>20 日</u>。

2. **血尿** 100% 镜下血尿，50%~70% 肉眼血尿。

3. **蛋白尿** 多数小于 3g/d。

4. **水肿** 多累及颜面、眼睑，为<u>不可凹陷性</u>。

5. **高血压** 多为<u>轻</u>、中度增高。

6. **少尿** <u>肾功能一过性不全</u>。

7. **血尿和水肿** 一般为首发症状。

（二）严重临床表现

心、肾、脑。

1. 循环充血

（1）气急、心率快、奔马律、肺底细湿啰音、肝大压痛等。

（2）有心衰的表现，但不是心衰。

2. 高血压脑病

（1）血压过高 脑血管痉挛→脑缺氧水肿。

（2）<u>血压大于 140/90mmHg 伴视力障碍</u>（一过性失明、复视）、<u>惊厥、昏迷三项之一者即可诊断</u>；还可出现头痛、呕吐。

（3）解除高血压后迅速缓解。

3. 急性肾功能不全 由于内皮增生、系膜细胞增生，肾小球肿胀，肾小球滤过率降低，一过性少尿、无尿、氮质血症，但一般不超过 10 日。

（三）不典型的表现

（1）**无症状病例** 仅有尿检异常（基底膜破坏但是肾小球不肿——只漏不堵）。

（2）**肾外症状性肾炎** 浮肿、高血压等症状明显而尿改变轻微甚至正常（肾小球肿大但是基底膜没有破坏——只堵不漏）。

（3）**肾病表现的急性肾小球肾炎** 尿蛋白、浮肿突出，表现类似肾病综合征；一般认为预后差，部分进入慢性肾炎。

七、辅助检查

1. 链球菌感染证据

（1）抗链O抗体（抗链球菌溶血素O）、ADNase（抗脱氧核糖核酸酶）、ASKase（抗链激酶）、AHase（抗透明质酸酶）升高，只能证实过去有链球菌感染，不能因为抗链O抗体（+）就用抗生素。

（2）愈后半年内都可以阳性。

2. 血清补体
急性期CH50（总补体溶血活性，以50%溶血作为检测终点）、C3（在补体系统的各种成分中含量最大）↓↓，6~8周内恢复正常。

3. 尿液检查
红细胞、尿蛋白（+~++）与血尿程度平行、管型（红细胞、透明、颗粒）。

4. 血常规
轻度贫血，血沉（反应炎症的活动性）。

5. 肾功能及血生化
血尿素氮、肌酐暂时性升高。

6. 肾活检
临床诊断有困难时进行。

前两项是确诊试验。

八、诊断和鉴别诊断

1. 诊断要点

（1）学龄儿童多见。

（2）1~3周前有呼吸道或皮肤感染史。

（3）急性起病，如水肿，血尿，高血压。

（4）尿中大量红细胞、轻中度蛋白尿、可见管型。

（5）抗链O抗体升高，血清补体一过性下降。

（6）合并症，如循环充血状态、高血压脑病、急性肾衰。

2. 鉴别诊断

（1）水肿较重，尿蛋白持续较多——考虑肾病。

（2）感染前驱期短，有肉眼血尿——考虑IgA肾病。

（3）除有血尿外，尿中尚有较多白细胞——考虑泌尿系感染。

（4）持续低补体，病情较重——考虑膜性增生性肾小球肾炎。

（5）持续少尿、大量血尿和蛋白尿，尿素氮不断增高——考虑急进性肾小球肾炎。

（6）有尿检异常的既往史——考虑慢性肾炎急性发作。

九、治疗

1. 清除残余病灶 青霉素肌内注射 10~14 日。

2. 对症治疗 主要针对水钠潴留，血尿蛋白尿管不了；治堵不治漏。

（1）卧床、限盐、利尿、降压。

（2）卧床休息约 2~3 周（本身就是循环充血，活动加大心脏的负担，至浮肿消退、血压及肾功正常、肉眼血尿消失）. 待血沉正常，尿常规明显好转可正常学习，但须避免体力活动（尿红细胞正常后才可以恢复体力活动）。

（3）限制钠盐的摄入（根据水肿及高血压情况定）。

（4）利尿（氢氯噻嗪，呋塞米）、降压（硝苯地平，口服或舌下含服）。

3. 严重病例的治疗

（1）循环充血（利尿，没有强心的必要）。

（2）高血压脑病（降压首选硝普钠迅速降压，呋塞米利尿，止惊、降颅压）。

（3）急性肾功能不全（透析）。

十、预后

自限性疾病，预后良好，90%~95% 在 1 年内痊愈。

	急性链球菌感染后肾炎	急性非链球菌感染后肾炎
年龄	年长儿多见	各年龄组
前驱感染	1~3 周前上感或皮肤感染	无必然联系
		与上感同时存在（IgA 肾病）
		乙肝感染史（乙肝相关性肾炎）

续表

	急性链球菌感染后肾炎	急性非链球菌感染后肾炎
化验特点	抗链 O 抗体升高 血清补体一过性降低	乙肝标志物阳性（乙肝相关性肾炎） 补体持续降低（膜增殖性肾炎）
病理类型	毛细血管内增生性肾炎	各自特征性改变
治疗	休息、青霉素、对症	各自特异性治疗
预后	良好	各不相同
常见类型		原发性，如系膜增生性肾炎、IgA 肾病等 继发性，如乙肝相关性肾炎等

第四节 肾病综合征

一、概述

（1）各种病因→肾小球滤过膜通透性↑→血浆蛋白自尿中丢失→一系列病生理改变的临床综合征。

（2）以大量蛋白尿、低蛋白血症、高脂血症和水肿为主要特征。

（3）小儿肾脏疾病中发病率仅次于急性肾炎，发病高峰年龄 3~5 岁。

二、病理生理

（1）蛋白尿（最根本的变化） 肾小球滤过膜表面的负电荷减少→通透性增加。

（2）低蛋白血症（实验室特征） 血中白蛋白的多少与尿蛋白的多少负相关，但是相同水平的尿蛋白血白蛋白不一定相同，还有其他因素影响血白蛋白（肠道水肿不利于吸收、肾小管上皮细胞内白蛋白分解增加）。

（3）水肿（**最明显的临床表现**）　蛋白尿、肾小管上皮细胞分解白蛋白增多等因素→低蛋白血症→血浆胶体渗透压降低→水分进入组织间质→水肿；循环血量减少→抗利尿激素分泌增加、肾素 – 血管紧张素系统激活、肾小球率过滤降低→钠水潴留→加重水肿。

（4）高脂血症　低蛋白血症使肝脏脂质和脂蛋白合成增加，<u>高胆固醇血症、高甘油三酯血症</u>与蛋白尿、低蛋白血症的程度相关。

三、临床表现

（1）<u>3~5 岁为发病高峰</u>。

（2）<u>高度水肿（可凹性）</u>　最早出现的症状，先出现于眼睑以后遍及全身，晚期可有胸水和腹水。

（3）少尿、尿色变深，与血容量降低有关。

（4）大便次数多　肠黏膜水肿所致。

（5）蛋白质营养不良　面色苍白、皮肤干燥、毛发干枯、指甲横纹等。

四、并发症

1. 感染　由于蛋白质营养不良、水肿导致局部皮肤循环不畅、激素和免疫抑制剂的使用使患者免疫力低下，呼吸道、消化道、泌尿道、皮肤容易感染（<u>激素治疗前应当拍 X 线胸片、测 PPD</u>）。

2. 水电解质紊乱

（1）<u>低钠血症</u>　不恰当的限盐所致。

（2）<u>低钾血症</u>　大量使用利尿剂所致。

（3）<u>低钙血症</u>　大量钙随蛋白从尿中丢失、肠道水肿钙吸收不利所致。

（4）<u>低血容量性休克</u>　血容量减少而易发生。

3. 高凝状态

（1）血栓形成、肾静脉栓塞、肺栓塞（<u>患者不能卧床休息</u>）。

（2）高脂血症、低血容量、激素促进高凝状态。

4. 急性肾功能衰竭 与肾间质水肿、蛋白管型阻塞有关，血容量不足。

5. 小管功能紊乱

（1）大量白蛋白重吸收导致近段小管上皮损害，可以出现糖尿、氨基酸尿、小管性蛋白尿。

（2）严重者出现范可尼综合征。

6. 肾上腺危象（急性肾上腺皮质功能不全） 发生应激时内源性激素合成不足，是使用激素的副作用。

五、诊断标准

1. 大量蛋白尿 ≥ +++ 或 24 小时尿蛋白 ≥ 50mg/kg。

2. 低白蛋白血症 < 30g/L。

六、分类

（一）根据病因分型

1. 先天性肾病 出生后 3~6 个月内发病，多为常染色体隐性遗传。

2. 继发性肾病 病因有系统性红斑狼疮（光过敏）、过敏性紫癜（皮疹）、乙肝。

3. 原发性肾病 占小儿肾病的 90%，原因不明，排除法诊断。

（二）根据临床分型

（1）具有以下特征之一的是肾炎型 ①肾小球性血尿（2 周连续 3 次 > 10/ 高倍视野）；②激素治疗前有高血压；③血容量充足的前提下发生氮质血症；④低补体血症。

（2）不具有上述特征的是单纯型。

（三）根据病理分型

（1）微小病变（MCD）

（2）非微小病变 系膜增生性肾炎（MsPGN）。①局灶节段肾小球硬化（FSGS）；②膜增生性肾炎（MPGN）；③膜性肾病

（MN）；④毛细血管内增生性肾炎（EnPGN）。

（四）根据对激素的敏感性分类

1. 激素敏感（完全效应） 激素使用 8 周后尿蛋白转阴。

2. 激素部分敏感（部分效应） 激素使用 8 周后尿蛋白减少。

3. 激素耐药（无效应） 激素使用 8 周后尿蛋白不变。

4. 激素依赖 激素使用 8 周后尿蛋白转阴，减量后尿蛋白又出现。

5. 复发 停药后尿蛋白转阳。

6. 反复 治疗中由于减量尿蛋白转阳。

7. 勤复发 复发和反复，半年内 2 次、1 年内 3 次。

七、辅助检查

1. 血常规 白细胞有无感染等。

2. 尿液检查 尿蛋白大于 +++ 或 24 小时尿蛋白大于 50mg/kg。

3. 血生化 白蛋白小于 30g/L、血脂高。

4. 肝功能、肾功能 肝功能正常，肌酐、尿素氮升高。

5. 血清补体 如果为低补体预后不好。

6. 乙肝五项、ANA 排除继发性的。

八、治疗

（一）一般治疗

1. 适当休息 不能完全不动，防止血栓形成。

2. 饮食

（1）低盐（每日 3~5g NaCl）。

（2）初期适当限蛋白（每日 1g/kg），尿蛋白没有转阴之前补充蛋白造成高滤过，可以促进肾小球的硬化，尿蛋白转阴后适当增加优质蛋白。

（3）低脂。

3. 利尿

（1）不常规口服利尿剂，越利尿蛋白丢失的越多。

（2）高度浮肿时，先用低分子右旋糖苷扩容（组织中的水进入血管）再用呋塞米，等待激素发挥作用的时候用。

（二）特异治疗

1. 糖皮质激素

（1）泼尼松 口服，中长程疗法，6~9 个月。起始每日 2mg/kg，每日小于 60mg，每日 3 次；8 周判断疗效。

（2）甲泼尼龙 冲击疗法。

2. 补充维生素 D、钙等微量元素 激素促进骨质疏松，防止骨折。

3. 防治感染

（1）激素治疗开始前，注意除外及治疗可能存在的感染（胸片、PPD）。

（2）不预防性使用抗生素。

（3）治疗期间发现感染时，及时、有力的抗生素治疗。

4. 注意抗凝 尤其血浆白蛋白＜ 20g/L 时。

（1）避免股静脉穿刺（局部容易形成血栓）。

（2）酌情使用双嘧达莫、阿司匹林口服，肝素静点。

5. 泼尼松＋其他免疫抑制剂 适用于激素耐药、激素依赖、勤复发者。

（1）环磷酰胺（CTX） 白细胞降低、肝损伤、脱发、性腺损伤、出血性膀胱炎（不能晚上服药，用药后多喝水，多尿冲洗膀胱）。

（2）环孢素 A。

（3）霉酚酸酯（MMF）。

九、预后

（1）5 年存活率大于 95%。

（2）在小儿时期主要死亡于感染、血栓栓塞等合并症。

（3）是否发展到终末期肾衰主要与病理类型、激素耐药、持续蛋白尿有关。

（4）微小病变型肾病对激素高度敏感，但易复发，远期预后好，极少发展到肾衰。

第五节　泌尿道感染

一、临床表现

1. **新生儿**　多为败血症的一部分。

2. **婴幼儿**　全身症状重，局部刺激症状轻。

3. **年长儿**　与成人相同。

（1）上泌尿道感染　发热、肾区叩痛。

（2）下泌尿道感染　尿频、尿痛、尿急。

二、诊断途径

1. **疑似感染**　尿常规白细胞增加。

2. **确诊感染**　①清洁中段尿培养（单一菌，菌落数大于10^5/ml）；②膀胱穿刺（单一菌，菌落数大于10^2/ml）。

3. **反复感染**　排泄性膀胱尿道造影、核素膀胱造影。尿路先天畸形及功能异常是促发泌尿道感染至反复泌尿道感染的常见因素。

三、治疗

抗生素治疗。下泌尿道感染疗程为1周，上泌尿道感染疗程为2周。

第六节　肾小管酸中毒

一、临床表现

1. **慢性代谢性酸中毒的表现**　如生长发育迟缓、软弱、食欲减退、恶心、呕吐、乏力、呼吸深而快等。

2. 尿路症状 有尿浓缩不良致多饮、多尿、烦渴等症状。肾结石和肾钙化可有血尿、尿痛、易继发感染。

3. 低钾血症的表现 全身肌无力、周期性麻痹等。

4. 佝偻病的骨骼改变 骨软化、下肢膝外翻、膝内翻等。

二、实验室检查

1. 尿液检查 尿比重低，尿液 pH 大于 5.5，尿钠、钾、钙、磷增加。

2. 血生化检查 高血氯、二氧化碳结合力降低；血钾、血钠、血钙、血磷降低，碱性磷酸酶增高。

3. X 线检查 骨密度降低和佝偻病表现；腹平片见肾结石或肾钙化。

4. 酸负荷试验 当血 HCO_3^- 小于 18mmol/L 时，尿 pH 仍不能降至 5.5 或以下，则可诊断为远端肾小管性酸中毒。

5. 碱负荷试验 近端肾小管性酸中毒大于 15%，远端肾小管性酸中毒小于 5%。

6. 碳酸氢盐肾阈值测定 近端肾小管性酸中毒时下降，常为 17~20mmol/L。远端肾小管性酸中毒时阈值正常。

三、诊断要点

（1）即使在严重酸中毒时，尿 pH 也不会低于 5.5。

（2）有显著的钙、磷代谢紊乱及骨骼改变。

（3）尿氨显著降低。

（4）HCO_3^- 排泄分数小于 5%。

（5）氯化铵负荷试验阳性。

四、治疗

1. 纠正酸中毒 可用口服碳酸氢钠或 10% 的枸橼酸钠钾合剂，Ⅰ 型者每日 2~4mmol/kg；Ⅱ 型者每日常需 10~15mmol/kg；Ⅲ 型每日常需 5~10mmol/kg。

2. **钾的补充** 常用 10% 枸橼酸钾，Ⅳ型禁钾。

3. **氢氯噻嗪（双氢克尿塞）** 可提高碳酸氢盐的肾阈，每日 1~3mg/kg。

4. **Ⅳ型肾小管性酸中毒** 如缺乏盐皮质激素所致，可用氟氢可的松，每日 0.05~0.2mg；如系肾小管对盐皮质激素反应低下则用碱性药和利尿剂。

5. **其他** 限盐、肉、蛋。由于肾浓缩功能差，每日应供足量水分。对骨病者给予维生素 D 及钙。一旦骨病纠正则停用，以免增加肾钙化的危险。

第七节 溶血尿毒综合征

一、概述

溶血尿毒综合征（HUS）是由多种病因引起血管内溶血的微血管病，临床以溶血性贫血、血小板减少和急性肾衰竭为特点。本病好发于婴幼儿和学龄儿童。

二、分型

1. **腹泻后 HUS** 又称典型 HUS，多数病例与大肠埃希菌有关。

2. **无腹泻 HUS** 非典型 HUS，散发。

三、病理

血管内皮损伤是始动因素，以多脏器微血管病变、微血栓形成为特点。肾脏是主要的受累器官。

四、临床表现

1. **前驱症状** 多为胃肠炎表现，如腹痛、腹泻、呕吐及食欲不振等，可持续数天到 2 周。

2. **溶血性贫血** 前驱期后 5~10 日突然发病，以溶血性贫血和出血为突出表现。

3. **急性肾衰竭** 与贫血几乎同时发生。

五、实验室检查

1. **血液学改变** 血红蛋白低至 30~50g/L，末梢血网织红细胞明显增高，血涂片可见红细胞形态异常，呈三角形、芒刺形、盔甲形等，白细胞多数增高。

2. **尿常规** 血尿、红细胞碎片。

3. **大便培养或病原学检查** 大便培养常阴性。

4. **肾活检** 病理表现为肾脏微血管病变、微血管栓塞。

六、治疗

早期诊断后及时纠正水、电解质平衡紊乱，控制高血压，尽早进行血浆置换和透析。

第八节 血尿

一、概述

血尿分为镜下血尿和肉眼血尿。

1. **镜下血尿** 取新鲜清洁中段尿 10ml，离心沉淀，弃上清液，将管底沉渣 0.2ml 混匀后涂片镜检，高倍镜下红细胞 >3 个 / 高倍视野，或尿沉渣红细胞计数 >8 × 10^6/L。

2. **肉眼血尿** 肉眼即能见尿呈"洗肉水"色或血样。

二、病因

（1）肾脏疾病。

（2）尿路疾病。

（3）全身性疾病。

三、诊断和鉴别诊断

1.真性血尿和假性血尿　排除以下能产生假性血尿情况。

（1）摄入大量人造色素，食物或药物。

（2）血红蛋白尿或肌红蛋白尿。

（3）卟啉尿。

（4）初生新生儿尿内尿酸盐可使尿布呈红色。

（5）血便或月经血污染。

2.肾小球性与非肾小球性血尿　常用方法如下。

（1）尿沉渣红细胞形态学检查　若以异形红细胞为主，则提示为肾小球性血尿（相差显微镜下 > 30%）。以均一形为主者则提示非肾小球性血尿，血尿来源于肾盂、肾盏、输尿管、膀胱或尿道，多见于泌尿道感染、结石、结核、肿瘤、创伤等。影响尿红细胞形态的因素有年龄、尿比重、尿 pH、利尿剂的应用、泌尿系感染、肉眼血尿发作。

（2）来源于肾小球的血尿呈棕色、可乐样或茶色、葡萄酒色，尿试纸蛋白检测 > 100mg/dl。来源于下尿路的血尿常呈鲜红色、粉红色，可有血丝或血块，尿试纸蛋白检测一般 < 100mg/dl。

（3）尿沉渣检查见到红细胞管型和肾小管上皮细胞，表明血尿为肾实质性，多提示肾小球疾病。

3.肾小球性血尿的诊断步骤

（1）临床资料分析，如症状、体征。

（2）伴水肿、高血压、尿液中发现管型和蛋白尿，考虑原发性或继发性肾小球疾病。

第九节　急性肾衰竭

一、概述

急性肾衰竭是由多种原因引起的肾生理功能在短期内急剧

下降或丧失的临床综合征，患儿体内代谢产物堆积，出现氮质血症、水及电解质紊乱和代谢性酸中毒等症状。

二、病因

1. **肾前性肾衰竭** 任何原因引起有效循环血容量降低、使肾血流量不足，GFR 显著降低所致。

2. **肾实质性肾衰竭** 肾实质病变所致的肾衰竭。

3. **肾后性肾衰竭** 各种原因所致的泌尿道梗阻引起的急性肾衰竭。

三、临床表现

1. **少尿期** 一般持续 1~2 周，长可达 4~6 周。

（1）水钠潴留。

（2）电解质紊乱 高血钾、低钠、低钙、高镁、高磷、低氯血症。

（3）代谢性酸中毒。

（4）尿毒症。

（5）感染是最常见的并发症。

2. **利尿期** 24 小时尿量达 $250ml/m^2$ 以上时，即为利尿期。此期由于大量排尿，可出现脱水、低钠和低钾血症。

3. **恢复期** 尿量正常，血尿素氮和肌酐逐渐正常。

四、实验室检查

肾前性和肾性肾衰竭的鉴别

指标	肾前性	肾性
脱水征	有	无或有
尿沉渣	偶见透明管型、细颗粒管型	粗颗粒管型和红细胞管型
尿相对密度	> 1.020	< 1.010
尿渗透压	> 500mOsm/L	< 350mOsm/L

续表

指标	肾前性	肾性
尿肌酐 / 血肌酐	> 40	< 20（常 < 5）
肾衰竭指数	< 1	> 1
尿钠	< 20mmol/L	> 40mmol/L
滤过钠排泄分数	< 1%	> 1%
中心静脉压	< 50mmH$_2$O	正常或增高
补液试验	尿量增加	无效
利尿试验	有效	无效

五、诊断

诊断依据如下。

（1）尿量显著减少。少尿［每日尿量 < 250ml/m^2 或 < 1.0ml/（kg·h）］超过 24 小时或无尿［每日尿量 < 50ml/m^2 或 < 0.5ml/（kg·h）］超过 12 小时。

（2）氮质血症。血清肌酐 ≥ 176μmol/L，血尿素氮 ≥ 15mmol/L，或每日血肌酐增加 ≥ 44μmol/L，或血尿素氮增加 ≥ 3.57mmol/L，有条件者测肾小球滤过率（如内生肌酐清除率），常每分钟 ≤ 30ml/1.73m^2。

（3）有酸中毒、水电解质紊乱等表现。无尿量减少为非少尿型 ARF。

六、治疗

（1）祛除病因。

（2）饮食和营养　低蛋白、高糖、富含维生素的食物。

（3）控制钠和水的摄入　每日液体量控制在：尿量 + 显性失水 + 不显性失水 – 内生水。

（4）纠正代谢性酸中毒。

（5）纠正电解质紊乱。

（6）透析。

第十三章 造血系统疾病

第一节 小儿造血和血常规特点

一、小儿造血特点

（1）骨髓全部处于活动状态，5~7岁及以前全是红骨髓，贮备力量差，易出现髓外造血的现象（肝脾淋巴结肿大，外周血出现有核红细胞）。

（2）造血功能不稳定，在外界刺激下发生细胞过度增生（类白血病反应）或过度抑制（急性造血功能停滞）的异常反应，感染、溶血经常是诱因。

（3）淋巴组织发育旺盛，常表现出外周血中淋巴细胞增高及淋巴结肿大。

二、小儿血常规特点

1. 红细胞和血红蛋白

（1）新生儿　由于缺氧刺激促红细胞生成素产生，骨髓造血旺盛，红细胞、血红蛋白、网织红细胞较高，血红蛋白150~220g/L。

（2）1~4月龄　自主呼吸建立不再缺氧，促红细胞生成素减少，生长发育迅速导致红细胞合成相对不足，生理性贫血，血红蛋白100g/L。

（3）以后逐渐升高，12岁达到成人水平。

（4）胎儿血红蛋白出生时占70%，随后逐渐减少。

2. 白细胞

（1）初生时白细胞较多，以后逐渐减少。

（2）中性粒细胞和淋巴细胞比例4~6天、4~6岁时相等。

3. 血容量　新生儿约占体重10%，成人逐渐减少到6%~8%。

小儿血常规特点

项目	新生儿	婴儿	儿童	成人
Hb（g/L）	150~220	110~220	120~140	120~150
HbF（%）	55~85	小于15	2	小于2
Ret（%）	5~6	3~15	3~2	0.5~1.5
白细胞	18	12~10	8~10	5~7
中性粒细胞比例（%）	65	35	65	65
淋巴细胞比例（%）	35	65	35	35
血容量占体重（%）	10	8~10	8~10	6~8

第二节　小儿贫血概述

一、诊断标准

（1）新生儿期　Hb < 145g/L。

（2）1~4月龄　Hb < 90g/L（生理性贫血）。

（3）4~6月龄　Hb < 100g/L。

（4）6月龄~6岁　Hb < 110g/L。

（5）6~14岁　Hb < 120g/L。

二、分度

轻度（Hb120~90g/L），中度（Hb90~60g/L），重度（Hb60~30g/L），极重度（Hb30~0g/L）。

三、病因学分类

1.红细胞生成不足

（1）造血原料缺乏　包括巨幼细胞贫血、缺铁性贫血等。

（2）骨髓造血功能障碍　再生障碍性贫血等。

（3）慢性病性贫血　包括感染性、免疫性、肾性及癌症性。

2. 红细胞破坏过多（溶血性贫血）

（1）红细胞内在异常　包括红细胞膜结构缺陷（遗传性球形红细胞增多症）、酶缺陷（G-6-PD 缺乏症）、血红蛋白合成或结构异常（地中海贫血）。

（2）红细胞外在因素　包括免疫性疾病（自身免疫性溶血性贫血）、非免疫性因素（化学物质、感染、脾功能亢进等）。

3. 失血性贫血

（1）急性　创伤出血。

（2）慢性　溃疡、钩虫病。

四、形态学分类

（1）<u>大细胞性贫血</u>　MCV 大于 94fl，MCHC 32%~38%，主要是巨幼细胞性贫血。

（2）<u>正细胞性贫血</u>　MCV80~94fl，MCHC 32%~38%，见于再生障碍性、溶血、失血、症状性贫血。

（3）<u>小细胞低色素贫血</u>　MCV 小于 80fl，MCHC 小于 32%，见于缺铁、珠蛋白生成障碍、铁粒幼细胞性贫血。

五、治疗原则

（1）对症治疗（输血）　<u>血红蛋白 75g/L，10ml/kg（6ml/kg 提高血红蛋白 1g）</u>，贫血性心衰时少量慢速，利尿剂。

（2）脾切除（遗球）。

（3）对因治疗。

第三节　营养性贫血

一、缺铁性贫血

（一）铁代谢

1. 铁存在的形式

（1）已用的　血红蛋白、肌红蛋白、含铁的酶。

（2）储存的　铁蛋白、含铁血黄素。

（3）转运的　血浆中的血清铁（与转铁蛋白结合）。

2. 铁的来源　食物、老化破坏红细胞释放的铁几乎全被利用。

3. 需要量　每日 <u>1mg/kg。</u>

（二）病因

1. 储备不足　胎儿从母体获得铁最后 3 个月最多，<u>早产、双胎容易发生缺铁。</u>

2. 摄入不足　<u>未及时添加含铁多的辅食。</u>

3. 吸收障碍　食物搭配不合理、<u>长期腹泻。</u>

4. 丢失过多　钩虫病导致慢性失血。

5. 生长因素　婴儿生<u>长很快</u>，铁容易不足。

（三）临床表现

1. 一般表现　皮肤黏膜苍白、乏力、头晕。

2. 消化系统　食欲减退、<u>异食癖。</u>

3. 神经系统　萎靡不振、烦躁不安、精神不集中、记忆力减退、智力低下。

4. 心血管系统　心率快、心脏扩大、心衰。

（四）诊断标准

1. 有病因及表现　Hb 降低，MCV 小于 80fl，MCH 小于 27pg，MCHC 小于 31%。

2. 铁蛋白（SF）减少　SF 是体内铁的主要储存形式，是反映缺铁的敏感指标。

3. 骨髓铁染色　铁蛋白和含铁血黄素是贮存的铁，存在于骨髓的单核巨噬细胞的为细胞外铁，存在于幼红细胞内的是细胞内铁；铁粒幼小于 15%，细胞外铁减少（0~+）；恢复是先恢复细胞内铁，后恢复细胞外铁。

4. 血清铁降低　血清中的铁与转铁蛋白结合，量很少。

5. 转铁蛋白饱和度降低　正常情况下 33% 与铁结合，<u>小于 15% 为异常。</u>

6. **总铁结合力升高** 总铁结合力是指与 100ml 血清中的转铁蛋白结合的最大铁量。

7. **红细胞内游离原卟啉升高** 没有足够的铁与之结合形成血红素。

8. **铁剂治疗有效。**

（五）分期

1. **铁减少期** 细胞外铁、铁蛋白减少，储存铁减少。

2. **红细胞生成缺铁期** 铁三项异常、Hb 正常，转运铁减少。

3. **缺铁性贫血期** Hb 降低，产量减少。

（六）治疗

1. **对因治疗** 饮食、寄生虫、胃肠道。

2. **补充铁剂** 口服元素铁，4~6mg/kg，生理需要量为每日 1mg/kg，同时补充维生素 C 促进铁的吸收；血红蛋白恢复后维持治疗 1~3 个月。

3. **输血** 必要时输血，如合并肺炎时。

二、营养性巨幼细胞性贫血

（一）病因和发病机制

（1）由于婴儿未适当添加辅食导致维生素 B_{12} 和叶酸缺乏，导致四氢叶酸的减少使 DNA 合成减慢，核的增殖和分裂时间延长，细胞中血红蛋白的合成不受影响（幼核老浆）。

（2）形成的巨幼红细胞在骨髓原位破坏，进入外周血的寿命也比较短，故造成贫血。

（3）同时累及三系，红系最明显。

（4）维生素 B_{12} 参与脂肪代谢，缺乏时导致髓鞘受损，引起神经症状。

（二）临床表现

1. **神经系统** 烦躁易怒；维生素 B_{12} 缺乏症状（反应迟钝、表情呆滞、嗜睡、儿童发育倒退）；叶酸缺乏症状（精神异常）。

2. 消化系统　厌食、恶心、呕吐、腹泻。

（三）辅助检查

1. 血常规　大细胞性贫血；白细胞、血小板减少；血涂片见巨幼红细胞。

2. 血叶酸和维生素 B_{12}　水平降低。

（四）治疗

1. 维生素 B_{12}　500~1000μg，肌内注射，每日一次。

2. 叶酸　5~15mg/d。

3. 有精神神经症状者　以维生素 B_{12} 为主，单用叶酸可加重症状。

第四节　溶血性贫血

一、遗传性球形红细胞增多症

（一）病因

（1）常染色体显性遗传。

（2）红细胞膜蛋白缺陷导致钠和水容易进入红细胞，细胞变圆。

（3）红细胞在脾中破坏。

（4）劳累、感染等为诱因。

（二）临床表现

（1）表现为贫血、脾肿大、黄疸三大特征。

（2）几乎所有患者均有脾肿大，可并发胆石症、肝功能损害。

（三）实验室检查

球形红细胞 20%~40%；渗透脆性增高；自溶血试验（+）；（红细胞与自身血浆温浴 48 小时溶血加强，因为能量已经耗尽，不能泵出多余的 Na）Glu, ATP 可纠正（提供能量泵出钠）；除外其他溶血性疾病（自身免疫性溶血性贫血）（Coomb 试验阴性）。

（四）治疗

（1）一般治疗：防治感染。

（2）防治高胆红素血症。

（3）输注红细胞。

（4）脾切除。手术应 5 岁以后进行，儿童期脾是重要的免疫器官。

二、地中海贫血

（1）由于血红蛋白合成异常，异常的血红蛋白在红细胞膜沉积，细胞膜变硬容易在脾被破坏。

（2）贫血、黄疸、特殊面容（骨髓代偿性增生导致骨骼变大）。

（3）小细胞低色素性；渗透脆性减低或正常；血红蛋白电泳（确诊）。

（4）治疗：输血、脾切除、异基因干细胞移植。

第五节　出血性疾病

一、免疫性血小板减少症

（一）概述

免疫性血小板减少症（ITP），又称特发性血小板减少性紫癜，是小儿最常见的出血性疾病。

（二）临床表现

（1）常见于 1~5 岁小儿。

（2）发病前 1~3 周常有急性病毒感染史，如上呼吸道感染、流行性腮腺炎等。

（3）多数患儿发病前无任何症状。

（4）以自发性皮肤和黏膜出血为突出表现，多为针尖大小的皮内或皮下出血点，或为瘀斑和紫癜，分布不均匀，常以四肢为多。

（5）大约 80%~90% 的患儿在发病后 1~6 个月内痊愈。

（三）实验室检查

1. 外周血常规 血小板计数 $<100 \times 10^9/L$，出血轻重与血小板数目多少有关。

2. 骨髓常规 新诊断的 ITP 和持续性 ITP 骨髓巨核细胞增多或正常；慢性 ITP 巨核细胞显著增多，幼稚巨核浆细胞增多，核分叶减少，核浆发育不平衡。

3. 血小板抗体 主要是 PAIgG 增高。

（四）诊断和鉴别诊断

美国血液病学会（ASH）将本症分为三型。

（1）新诊断的 ITP 确诊后 < 3 个月。

（2）持续性 ITP 确诊后 3~12 个月。

（3）慢性 ITP 确诊后 > 12 个月。

以上分型不适用于继发性 ITP。

ASH 还界定重型 ITP 和难治性 ITP。①重型 ITP：患者发病时需要紧急处理的出血症状或病程中新的出血症状必须应用提升血小板的药物治疗，包括增加原有药物的剂量。②难治性 ITP：是指脾脏切除术后仍为重型 ITP 的患儿。

（五）治疗

1. 一般治疗 患儿无出血可不考虑血小板计数，严密观察；鼻出血持续 15 分钟或以上，根据出血状况选择治疗方法。

2. 糖皮质激素 常用泼尼松，每日 1.5~2mg/kg，分 3 次口服；出血严重者，冲击疗法，地塞米松每日 0.5~2mg/kg，静脉滴注，连用 3 天，症状缓解后改口服泼尼松。疗程一般不超过 4 周。

3. 丙种球蛋白 常用剂量 0.4~0.5g/kg，连续 5 天静滴。

4. 血小板输注 只在发生颅内出血或急性内脏大出血危及

生命时才输注，并同时予以大剂量肾上腺皮质激素。

5. 脾切除 有效率约 70%，适用于病程超过 1 年，血小板持续 <50×10^9/L 者，手术宜在 6 岁以后进行。

6. 利妥昔单抗 主要用于治疗慢性 ITP 和难治性 ITP。

二、血友病

（一）概述

血友病是一组遗传性凝血功能障碍的出血性疾病。

（1）血友病 A 又称遗传性抗血友病球蛋白缺乏症。

（2）血友病 B 又称遗传性因子Ⅸ（FⅨ）缺乏症。

共同特点是终生在轻微损伤后发生长时间出血。

（二）病因

血友病 A 和 B 是 X 连锁隐性遗传，由女性传递，男性发病。

因子Ⅷ、Ⅸ缺乏可使凝血过程第一阶段中的凝血活酶减少，引起血液凝固障碍，导致出血倾向。

（三）临床表现

多在 2 岁时发病。

1. 皮肤、黏膜出血 常见于头部碰撞后出血和血肿。

2. 关节积血 是血友病最常见的临床表现之一，多见于膝关节，分为三期。

（1）急性期 关节腔内及周围组织出血。

（2）关节炎期 因反复出血、血液不能完全被吸收，刺激关节组织，形成慢性炎症。

（3）后期 关节纤维化、强硬、畸形。

膝关节反复出血，常引起膝屈曲、外翻，腓骨半脱位，形成特征性的血友病步态。

3. 肌肉出血和血肿 多见于用力的肌群。

（四）实验室检查

（1）凝血时间。

（2）凝血酶原消耗不良。

（3）活化部分凝血活酶时间延长。

（4）凝血活酶生成试验异常。

（五）治疗

1. 预防出血 避免使用非甾体抗炎药和阿司匹林，避免外伤出血。

2. 局部止血 局部压迫止血，早期关节出血者应卧床休息，局部冷敷。

3. 替代疗法

（1）因子Ⅷ浓缩剂。

（2）冷沉淀。

（3）凝血酶原复合物。

（4）输血浆或新鲜全血。

4. 药物治疗 1- 脱氧 -8- 精氨酸加压素、性激素。

三、弥散性血管内凝血

（一）概述

弥散性血管内凝血（DIC）是多种病因引起的，发生于多种疾病过程中的一种获得性出血综合征。

主要特征是某些致病因素作用下，血液凝固机制被激活，凝血功能亢进，在毛细血管和（或）小动脉、小静脉内有大量纤维蛋白沉积和血小板凝集，形成广泛的微血栓。

由于凝血过程加速，消耗了大量的血浆凝血因子和血小板，同时激活了纤维蛋白溶解系统，引起继发性纤维蛋白溶解亢进，从而导致广泛性出血、循环障碍、栓塞和溶血等一系列临床表现。

（二）病因和发病机制

1. 病因 各种感染，组织损伤，新生儿疾病，恶性肿瘤，免疫性疾病和巨大血管瘤、动脉瘤等。

2. 发病机制 血管内皮细胞损伤后释放的内毒素在致使DIC 的过程中发挥关键作用。

（1）凝血系统被激活。

（2）纤维蛋白溶解亢进。

（三）临床表现

1. 出血 最常见，常为首发症状。

2. 休克 一过性或持久性血压下降。幼婴常表现为面色青灰或苍白，黏膜青紫。

3. 栓塞 受累器官不同表现也不同。

4. 溶血 急性溶血表现为发热、黄疸、苍白、乏力、腰酸背痛。

（四）实验室检查

1. 反应消耗性凝血障碍的检查

（1）血小板计数减少，常降至 100×10^9/L。

（2）出血时间和凝血时间延长，但在高凝状态，出血时间可缩短。

（3）凝血酶原时间（PT）延长，超过正常对照 3 秒以上有意义。

（4）纤维蛋白原减少，低于 1.6g/L 有意义。

（5）活化部分凝血活酶时间（APTT）延长，比正常对照延长 10 秒以上才有意义。

（6）抗凝血酶Ⅲ测定，DIC 早期血浆中 AT–Ⅲ明显减少。

（7）因子Ⅷ测定，DIC 时，Ⅷ:C 减少。

2. 反映纤维蛋白形成和纤维蛋白溶解亢进的检查

（1）血浆鱼精蛋白副凝试验（3P 试验）阳性。

（2）优球蛋白溶解时间，DIC 纤溶亢进时缩短，常 <70 分钟。

（3）纤维蛋白降解产物（FDP）含量测定，超过 20mg/L 提示纤溶亢进。

（五）治疗

1. 治疗原发病 去除诱发因素。

2. 改善微循环 低分子右旋糖酐。

3. 纠正酸中毒 5%NaHCO₃。

4. 应用血管活性药物 山莨菪碱、异丙肾上腺素和多巴胺。

5. 抗凝治疗 阻断或减缓血管内凝血过程的发展。

（1）抗血小板凝集药物 阿司匹林、双嘧达莫。

（2）肝素的应用 应用指征：①处于高凝状态者；②有明显栓塞症状者；③消耗性凝血期表现为凝血因子、血小板、纤维蛋白原进行性下降，出血逐渐加重、血压下降或休克者；④准备补充凝血因子（如输血、血浆等）或应用纤溶抑制药物而未能确定促凝物质是否仍发生作用时，可先应用肝素。

6. 抗凝血因子的作用 抗凝血酶Ⅲ（AT–Ⅲ）浓缩剂、蛋白–C浓缩剂。

7. 补充疗法 如浓缩红细胞、浓缩血小板和不含凝血因子的扩容剂。

8. 抗纤溶药物 6–氨基己酸、对羧基苄胺、氨甲环酸或抑肽酶。

第六节　急性白血病

一、概述

白血病是造血组织中某一血细胞系统过度增生，浸润到各组织和器官，从而引起一系列临床表现的恶性血液病，是我国最常见的小儿恶性肿瘤。

二、发病机制

（1）原癌基因的转化。

（2）抑癌基因畸变。

（3）细胞凋亡受抑。

（4）"二次打击"学说。

三、分类和分型

1.急性淋巴细胞白血病（ALL）

（1）形态学分型

①L1型：以小细胞为主，最多见。

②L2型：以大细胞为主，核形不规则。

③L3型：以大细胞为主，核形规则。

（2）免疫学分型

①T系急性淋巴细胞白血病（T–ALL）：具有阳性的T淋巴细胞标志。

②B系急性淋巴细胞白血病（B–ALL）：占小儿ALL的80%~90%。

③伴有髓系标志的ALL：本型具有淋巴系的形态学特征，以淋巴系特异性抗原为主。

（3）细胞遗传性改变

①染色体数目异常。

②染色体核型异常。

（4）分子生物学改变

①免疫球蛋白重链基因重排。

②T淋巴细胞受体基因片段重排。

③ALL表达相关的融合基因。

（5）临床分型

①标危型急性淋巴细胞白血病。

②中危型急性淋巴细胞白血病。

③高危型急性淋巴细胞白血病。

2.急性非淋巴细胞白血病（ANLL）

（1）形态学分型

原粒细胞微分化型（M_0）。

原粒细胞白血病未分化型（M_1）。

原粒细胞白血病部分分化型（M_2）。

颗粒增多的早幼粒细胞白血病（M_3）。

粒–单核细胞白血病（M_4）。

单核细胞白血病（M_5）。

红白血病（M_6）。

急性巨核细胞白血病（M_7）。

（2）免疫学分型　分为 T、B 两大系列。

（3）细胞遗传性改变

① 染色体数目异常。

② 常见的核型改变有 t（9∶11）/MLL–AF9 融合基因。

（4）临床分型　标危和高危。

四、临床表现

1. **起病**　大多较急，早期面色苍白，精神不振，食欲低下，乏力等。

2. **发热**　热型不定，发热原因之一是白血病性发热，多为低热，抗生素治疗无效；另一原因是感染，多为高热。

3. **贫血**　出现较早。

4. **出血**　皮肤和黏膜出血多见，表现为紫癜、瘀斑、鼻出血、齿龈出现等。以 M_3 型白血病出血最为显著。

5. **白血病细胞浸润引起的症状和体征**　肝脾淋巴结肿大，骨和关节浸润，中枢神经系统浸润，睾丸浸润，绿色瘤等。

五、实验室检查

1. **外周血常规**　多为正细胞正血色素性贫血，网织红细胞大多较低，白细胞增高者约 50% 以上。

2. **骨髓常规**　典型的骨髓象为该类型白血病的原始及幼稚细胞极度增生，幼红细胞和巨核细胞减少。

六、治疗

急性白血病的治疗为主要以化疗为主的综合疗法。

1. **支持疗法**　防治感染，成分输血，集落刺激因子，高尿酸血症的防治。

2. 化疗

（1）诱导治疗　长春新碱（VCR），柔红霉素（DNR），泼尼松的应用。

（2）巩固治疗　CAM方案（环磷酰胺、阿糖胞苷、6-硫基嘌呤）。

（3）预防髓外白血病　常用方法如下。

① 三联鞘内注射法（IT）。

② 大剂量甲氨蝶呤-四氢叶酸钙疗法。

③ 颅内放射治疗，大于4岁的HR-ALL患儿。

④ 早期强化治疗或再诱导治疗。

⑤ 维持治疗和加强治疗。

⑥ 中枢神经系统白血病的治疗，照常诱导治疗，同时三联鞘内注射。

⑦ 睾丸白血病治疗，先诱导治疗，然后放射治疗。

3. 急性非淋巴细胞白血病的治疗

（1）诱导治疗　除M_3外，常用方案：DA方案（柔红霉素、阿糖胞苷），DEA方案。

（2）M_3者，全反式维A酸，DNR。

4. 造血肝细胞移植　联合化疗是目前根治大多数ALL和部分ANLL的首选方法。

第十四章
神经肌肉系统疾病

第一节　癫痫

一、概述

（1）癫痫是一组由大脑神经元异常放电所引起的短暂中枢神经系统功能失调为特征的慢性脑部疾病。

（2）具有突然发生、反复发作的特点。

（3）大脑皮层神经元过度放电是各种癫痫发作的病理基础。

（4）任何导致大脑神经元异常放电的致病因素都可诱发癫痫。

二、病因分类

癫痫发作的国际分类（1981 年）

Ⅰ.局灶性发作	Ⅱ.全面性发作
单纯局灶性发作（不伴意识障碍）	强直－阵挛发作
运动性发作	强直性发作
感觉性发作	阵挛性发作
自主神经性发作	失神发作
精神症状性发作	典型失神
复杂局灶性发作（伴意识障碍）	不典型失神
单纯局灶性发作继发意识障碍	肌阵挛发作
发作起始即有意识障碍	失张力发作
自动症	Ⅲ.不能分类的发作（2010
局灶性发作继发全面性发作	年称为不能明确的发作）

三、癫痫的发作方式

1. 局灶性发作

（1）单纯局灶性发作　发作中无意识和知觉损害。

①单纯局灶运动性发作最常见。

②单纯局灶感觉性发作。

③自主神经性发作。

（2）复杂局灶性发作　发作时有意识和知觉损害。

（3）继发全面性发作。

2. 全面性发作

（1）强直－阵挛发作　大发作，以意识丧失和全身对称性抽搐为特点；强直期、阵挛期、惊厥后期。

（2）失张力发作　部分或全身肌肉突然无张力，突然跌倒。

（3）肌阵挛　突然短暂的肌肉或肌群收缩，突然抽了一下。

（4）强直性发作　全身肌肉强直性痉挛，头、眼、肢体固定在特殊部位。

（5）阵挛性发作　全身重复性抽搐。

（6）失神发作　短暂意识丧失几秒钟；表现为发愣、不跌到。

3. 不能明确的发作　癫痫性痉挛。这种发作最常见于婴儿痉挛，表现为点头、伸臂（或屈肘）、弯腰、踢腿（或屈腿）或过伸等动作，发作常可成串出现，其肌肉收缩的整个过程为1~3秒，肌收缩速度比肌阵挛发作慢，但比强直性发作短，痉挛可以持续至婴儿期后，甚至可以在婴儿期过后新发。

四、常见儿童癫痫综合征

1. 伴中央颞区棘波的儿童良性癫痫

（1）儿童最常见的一种癫痫综合征。

（2）发作多与睡眠关系密切，多呈局灶性发作。

（3）多起始于口面部，如唾液增多，喉头发声，口角抽动等。

（4）精神运动发育正常，体格检查无异常。

（5）发作间期EEG背景正常，在中央区和颞区可见棘波，一侧、两侧或交替出现，睡眠期异常波增多，检出阳性率高。

（6）预后良好，药物易于控制，多在 12~16 岁前停止发作。

2. 婴儿痉挛

（1）4~8 个月为高峰。

（2）主要临床特征为频繁的痉挛发作，特异性高峰失律 EEG，精神运动发育迟滞或倒退。

（3）痉挛多成串发作，发作形式为屈曲型、伸展型和混合型。

（4）该病属于难治性癫痫，大多预后不良，惊厥难以控制。

五、癫痫灶的定位

1. 病理灶和致痫灶

（1）癫痫病理灶　是脑内形态学异常，可间接或直接导致 EEG 痫性放电及临床发作，是癫痫发作的基础。

（2）致痫灶　脑电图上出现的一个或数个最明显的痫性放电部位，直接导致癫痫发作的不是病理灶，而是致痫灶，单个病理灶的致痫灶多位于病理灶的边缘，广泛性癫痫病理灶的致痫灶常包含其内，有时在远离病理灶的同侧或对侧脑区。

2. 癫痫源的综合定位技术

（1）EEG　可记录痫性异常放电。

（2）SPECT　发作时高血流灌注引起的放射性核素聚集。

（3）PET　定位异常代谢灶，发作期代谢率高、发作间期代谢率低。

六、癫痫的诊断

（1）诊断需要具备临床表现和脑电图异常。

（2）40%~50% 患者在间歇期首次 EEG 出现痫性放电，局限性痫性放电提示局限性癫痫，普遍性痫性放电提示全身性癫痫，但正常人也可出现痫性放电。

（3）判断是否为癫痫　就诊患者中约 20% 为非癫痫性。

（4）判断癫痫的类型　不同类型的癫痫有不同的治疗和

预后。

（5）哪个部位及病因的癫痫　寻求更针对性的治疗。

七、治疗

1. 治疗原则

（1）每年平均发作 ≤ 2 次者，不需药物治疗，＞ 2 次者开始药物治疗。

（2）正确的诊断、准确的分型（选择的药物与癫痫的类型相适应）。

（3）用药顺序　可能的情况下首选最高效的药物，剂量渐渐增大直至有效，合并用药控制在 1~2 种以内，化学结构类似者不宜合用；换药时一种减量的同时另一种加量；苯妥英钠、卡马西平、苯巴比妥、乙琥胺测定血药浓度最有效；如果三种以上抗癫痫药物充分治疗无效，应及早转入专科治疗中心。

（4）减药和停药要慎重　2 年内无临床发作而且脑电图正常才能考虑减药，随便停药或减量可能导致癫痫持续状态。

2. 常用抗癫痫药物

（1）苯妥英钠　对部分性发作有效，可加重失神和肌阵挛发作，治疗和中毒剂量接近，小儿更不易发现毒副作用，不适于新生儿和婴儿，不良反应为剂量相关的神经毒性反应，建议同时使用叶酸。

（2）卡马西平　颞叶癫痫，单纯和复杂部分发作的首选，治疗 3~4 周后应加大剂量维持疗效，部分患者出现白细胞减少。

（3）丙戊酸钠　可作为强制痉挛发作合并失神小发作的首选药物，2 岁以下婴儿合并内科疾病时不要单用此药。

（4）乙琥胺　只用于单纯失神发作和肌阵挛。

3. 手术　难治性部分性发作最适宜手术治疗。

八、预后

（1）是仅次于脑血管疾病的中枢神经系统第二大顽症，75% 患者可通过一线抗癫痫药物治疗获得满意效果，25% 为难治性癫痫。

（2）临床经过迁延，频繁的癫痫发作至少每月4次以上。

（3）应用适当的第一线抗癫痫药物正规治疗，药物的血中浓度在有效范围内，无严重的药物副反应，至少观察2年。

（4）无进行性中枢神经系统疾病或占位性病变。

第二节　惊厥

一、常见病因

凡能造成神经元兴奋性过高、异常放电的因素均可导致惊厥。

1. 感染性病变

（1）各种颅内感染。

（2）颅外感染　消化系统、呼吸系统、泌尿系统，常与发热有关。

2. 非感染性疾病

（1）颅内疾病　癫痫、脑外伤。

（2）颅外疾病　中毒、缺氧。

二、不同年龄组的常见原因

1. 新生儿期　产伤，窒息，颅内出血（产后第1~3天）。

2. 幼儿期　高热惊厥、癫痫。

3. 学龄期　高血压脑病、癫痫。

三、热性惊厥

（一）儿童容易发生热性惊厥的原因

（1）神经细胞兴奋性较高。

（2）大脑皮质对皮层下的抑制作用较弱。

（3）神经髓鞘形成不良，绝缘和保护作用差。

（二）单纯性与复杂性热性惊厥的比较

比较项目	单纯热性惊厥	复杂热性惊厥
发病年龄	6 月龄~5 岁	任何年龄
惊厥时间	多短暂，小于 10 分钟	时间长，多大于 10 分钟
发作形式	全面性发作	全面或局灶性发作
发作次数	仅发作一次，偶两次	24 小时内反复多次
神经系统异常	阴性	可阳性
惊厥持续状态	少有	较常见

（三）惊厥的处理

1. 惊厥后

（1）如果诊断为单纯性热性惊厥，则不会再发生抽搐，对惊厥没有特殊处理，可以退热。

（2）如果怀疑是复杂性的，先用镇静药，平稳度过发热期，如果还有抽搐就要进行抗癫痫治疗。

2. 惊厥中

（1）抢救　压舌板、头侧位防止呕吐物倒吸；吸氧。

（2）对症治疗　止痉。

①首选地西泮，静脉缓慢推入，起效快维持时间短，比较安全。

②如果一时找不到静脉，可用 10% 水合氯醛灌肠。

③当症状已经缓解，地西泮的药效也差不多结束了，可以用苯巴比妥，为了防止呼吸抑制，应当准备呼吸机。

（3）防止脑水肿　20% 甘露醇。

第三节　化脓性脑膜炎

一、概述

（1）由各种化脓性细菌引起的脑膜炎症，通称为化脓性脑膜炎，简称化脑。

（2）冬春季好发。

（3）临床以发热、头痛、呕吐、嗜睡或惊厥，脑膜刺激征及脑脊液改变为特点。

（4）其中脑膜炎双球菌所致的脑膜炎称为流行性脑脊髓膜炎。

二、病因

1.病原学

（1）脑膜炎双球菌、肺炎链球菌、流感嗜血杆菌占小儿化脑的 2/3。

（2）新生儿期　因为经过产道，以革兰阴性杆菌为主（大肠埃希菌、铜绿假单胞菌）。

（3）婴幼儿　以肺炎链球菌、流感嗜血杆菌为主。

（4）儿童时期　以脑膜炎双球菌、流感嗜血杆菌为主。

2.机体的免疫缺陷

（1）小儿抵抗力较弱，血脑屏障功能也差。

（2）先天性免疫球蛋白、补体等缺陷。

（3）长期使用激素及免疫抑制剂的患者。

3.先天畸形　如先天性或获得性的脑脊液与外界相通，皮肤窦道。

三、发病机制

1.细菌侵犯脑膜的主要途径

（1）血行播散　是最常见的原因，多数由体内感染灶（上呼吸道炎症等）的致病菌通过血行播散所致。

（2）邻近组织感染　扩散所致，如鼻窦炎、中耳炎、乳突炎、眼眶蜂窝组织炎、颅骨或脊柱骨髓炎及穿通性脑外伤；沙眼挤破也可以导致脑膜炎。

（3）脑脊液与外界相通　脑脊髓膜膨出。

2.发病的决定性因素　是否发病取决于免疫力与细菌毒力的相对强弱。

（1）小儿脑脊液中补体和免疫球蛋白水平相对低下。

（2）细菌的致病力取决于细菌的数量和是否具有荚膜。

3. 引起脑损伤的原因

（1）细菌产物和宿主的炎性反应。

（2）细菌产物　革兰阴性菌（内毒素）、革兰阳性菌（肽聚糖）。

（3）炎性细胞释放多种细胞因子是化脑发生慢性炎症性后遗症的原因。

四、病理变化

（1）炎性渗出物　多在大脑表面，由于比较稀薄延及基底部、脊髓等。使脑膜表面血管极度充血、血管壁坏死、破裂及出血。

（2）感染延及脑室内膜　脑室膜炎。

（3）软脑膜下及脑室周围的脑实质受累　脑膜脑炎。

（4）闭塞马氏孔或大脑导水管　脑积水。

（5）栓塞性静脉炎（桥静脉栓塞）、脑表面的血管通透性加大　硬脑膜下积液。

（6）周围颅神经受累　失明、面瘫及耳聋。

（7）脊神经根受累　脑膜刺激征。

五、临床表现

1. 儿童时期　比较典型。

（1）全身中毒症状　发病急、高热、头痛、呕吐、食欲减退、精神萎靡。

（2）颅内压增高的症状　极度头痛、喷射性呕吐、嗜睡、谵妄、惊厥或昏迷；严重时出现呼吸节律不整、瞳孔改变。

（3）脑膜刺激征　颈项强直、角弓反张、布氏征（＋）、克氏征（＋）。

2. 婴儿时期

（1）由于前囟未闭，颅缝可以裂开，而颅内压增高及脑膜刺激征出现较晚，临床表现可不典型；前囟饱满、布氏征（+）是重要体征。

（2）病初经常出现呼吸道感染，消化道症状，继之出现嗜睡、烦躁、感觉过敏、哭声尖锐、眼神发直、双目凝视、打头、摇头、惊厥是就诊的原因。

3. 新生儿期

（1）表现极不典型，查体可见前囟门张力高，很少有脑膜刺激征，唯有腰穿才能明确诊断。

（2）表现体温不升、拒奶、呕吐，嗜睡、尖叫、少动、吸吮力差、黄疸加重、口周发绀、呼吸不规则等非特异性症状。

六、辅助检查

1. 血常规　白细胞明显增加，以中性粒细胞为主。

2. 血培养　帮助确定病原菌。

3. 瘀点涂片　阳性率达 50% 以上，用于流行性脑脊髓膜炎的诊断。

4. 脑脊液　常规、生化、培养＋特殊（详见鉴别诊断）。

七、并发症

1. 硬膜下积液

（1）治疗过程中体温不降、降而复升。

（2）进行性前囟饱满、颅缝分离、头大、呕吐、惊厥、意识障碍。

（3）叩诊有破壶音。

（4）辅助检查　颅骨透照。

（5）诊断　积液大于 2ml，蛋白定量大于 0.4g/L。

2. 脑积水　炎性渗出物阻碍脑脊液的循环可导致脑积水。

3. 脑室管膜炎

（1）常常造成后遗症。

（2）侧脑室穿刺液　白细胞大于 50/μl；蛋白质大于 0.4g/L；糖小于 1.6mmol/L。

4. 脑性低钠血症 炎症累及下丘脑和垂体后叶，使抗利尿激素不适当分泌，造成低钠血症，加重脑水肿。

5. 其他 颅神经受累：失明、面瘫；脑实质病变、MR、癫痫。

八、鉴别诊断

1. 病毒性脑膜炎、脑炎

（1）急性发病，全身感染中毒症状＋脑膜刺激征。

（2）中毒症状，如发热、头痛、肌痛、纳差、乏力。

（3）脑膜刺激征，轻度颈强直、克氏征。

（4）病毒分离和组织培养是确诊的唯一依据。

（5）自限性疾病，抗病毒治疗可以缩短病程。

2. 结核性脑膜炎 有结核接触史、PPD 强阳性、可找到其他部位的结核病灶。

3. 真菌性脑膜炎

（1）脑脊液的改变与结脑相似。

（2）起病缓、症状隐匿、病程长。

（3）脑脊液墨汁染色可明确诊断。

几种脑膜炎的鉴别诊断

	化脓性脑膜炎	结核性脑膜炎	病毒性脑膜炎
脑脊液压力	升高（90~180）	升高	升高或正常
脑脊液外观	浑浊（1~2小时后出现凝块、沉淀物）	毛玻璃样（12~24小时后出现薄膜）	清
白细胞数（个/μl）	多 > 1000（粒）	< 500（淋）	0~ 几百（淋）
蛋白定量（脑表面血管通透性增加，蛋白漏出进入中枢神经系统）	明显增加（20~45mg/dl）	中度增加	正常或轻度增加

续表

	化脓性脑膜炎	结核性脑膜炎	病毒性脑膜炎
糖（细菌酵解消耗）	明显降低（45~80mg/dl）	降低不如化脑	正常（病毒不用）
氯化物	正常或降低（120~130mmol/L）	明显降低	正常
其他	细菌培养	抗酸染色	病毒培养

真菌性脑膜炎的脑脊液表现类似结核性脑膜炎，只有墨汁染色可鉴别。

九、治疗

1. 抗生素

（1）选用对病原菌敏感、疗效高、不良反应小的抗生素。

（2）选用能通过血脑屏障，在脑脊液中有效浓度高的抗生素。

（3）致病菌未明确者，需选用两种抗菌药物。

（4）用药途径：静脉用药 10~14 日。

2. 皮质激素

（1）脑水肿明显（静脉点滴），地塞米松可降低颅内压。

（2）脑脊液循环不畅、阻塞时（鞘内注射）使用。

3. 对症处理　处理高热、惊厥及休克，颅内高压者预防脑疝。

4. 并发症的治疗　硬脑膜下积液：穿刺；脑室管膜炎：侧脑室引流。

第四节　病毒性脑炎

一、概述

病毒性脑炎是指由多种病毒引起的颅内急性炎症。若病毒主要累及脑膜，临床表现为病毒性脑膜炎；若病变主要影响大脑实质，则以病毒性脑炎为临床特征；若脑膜和脑实质同时受累，此时成为病毒性脑膜脑炎。

二、病因

80%为肠道病毒。

三、病理

脑膜和脑实质广泛性充血、水肿，伴淋巴细胞和浆细胞浸润。可见炎症细胞在小血管周围呈袖套样分布，血管周围组织神经细胞变性、坏死和髓鞘崩解。

单纯疱疹病毒常引起颞叶为主的脑部病变。

四、临床表现

1. 病毒性脑膜炎 急性起病，主要表现为发热、恶心、呕吐、软弱、嗜睡；病程多为1~2周。

2. 病毒性脑炎

（1）多数患儿因弥漫性大脑病变而主要表现为发热、反复惊厥发作、不同程度的意识障碍和颅内压增高症状。

（2）病变主要累及额叶皮质运动区，临床则以反复惊厥发作为主要表现，伴或不伴发热。

（3）若累及额叶底部、颞叶边缘系统，则主要表现为精神情绪异常。

五、辅助检查

1. 脑电图 弥漫性或局限性异常慢波背景活动为特征。

2. 脑脊液检查 外观清亮，压力正常或增加。

3. 病毒学检查 部分患儿脑脊液病毒培养及特异性抗体检测阳性。

4. 神经影像学检查 核磁共振。

六、治疗

（1）维持水、电解质平衡与合理营养供给。

（2）控制脑水肿和颅内高压。

（3）控制惊厥发作。

（4）呼吸道和心血管功能的监护与支持。

（5）抗病毒药物　阿昔洛韦是治疗单纯疱疹病毒、水痘-带状疱疹病毒的首选药物。

第五节　吉兰-巴雷综合征

一、概述

（1）急性炎症性脱髓鞘性多发神经根病，又称为吉兰-巴雷综合征。

（2）以周围神经和神经根的脱髓鞘和小血管周围淋巴细胞及巨噬细胞的炎性反应为病理特点的自身免疫性疾病。

二、发病机制

（1）发病前多有非特异性病毒感染或疫苗接种史，最多见是空肠弯曲杆菌（与 AMAN 有关）。

（2）病原体的某些成分与周围神经组分类似，机体免疫系统发生错误的识别，产生自身免疫性 T 细胞和自身抗体，并针对周围神经组分发生免疫应答，引起周围神经髓鞘脱失。

三、临床表现

（1）急性或亚急性发病，2/3 患者 6 周前有前驱感染，如消化道、呼吸道感染。

（2）自限性疾病；单相病程、较少复发。

运动障碍

（1）下肢无力（近端肌先受累）→上肢无力（近端肌先受累）→面部肌肉无力→吞咽困难→发声困难→呼吸肌无力。

（2）对称性、上升性肌肉受累；眼肌很少受累。

感觉异常

（1）疼痛、麻木比较轻微。

（2）手套袜套分布的感觉减退；直腿抬高试验（+）。

3. 自主神经症状 较少。

四、临床分型

1. 力弱明显的

（1）经典的吉兰－巴雷综合征 急性炎症性脱髓鞘性多发神经病（AIDP）

（2）急性运动轴索型神经病（AMAN） 纯运动型，病情重、多有呼吸肌受累。

（3）急性运动感觉轴索型神经病（AMSAN）。

2. 力弱不明显的

（1）Fisher 综合征 眼外肌麻痹、共济失调、腱反射消失。

（2）自主神经受累的。

（3）纯感觉神经受累的。

五、辅助检查

1. 脑脊液

（1）蛋白细胞分离 蛋白增高、细胞正常或轻度增高（发病 2 周左右）。

（2）寡克隆区带。

2. 神经传导速度

（1）F 波潜伏期延长 最早出现，提示神经根损伤。

（2）近端神经传导速度降低、远端潜伏期延长、波幅正常。

3. 肌电图 神经源性损伤。

4. 活检 腓肠神经脱髓鞘、炎细胞浸润。

六、鉴别诊断

（1）**低钾性周期性麻痹** 血钾低、补钾有效。

（2）**脊髓灰质炎** 发热、体温未恢复正常时出现瘫痪，常累及一侧下肢、无感觉障碍和脑神经受累，发病3周可有蛋白细胞分离。

（3）**脊髓炎** 存在感觉异常平面，大小便障碍出现早而且明显。

（4）**急性重症肌无力** 起病慢、无感觉异常，脑脊液正常、晨轻暮重、疲劳试验、腾喜龙试验阳性。

（5）**中毒性神经病** 中毒史。

（6）**莱姆病** 检测莱姆抗体。

吉兰－巴雷综合征与低血钾型周期性麻痹的鉴别诊断

	吉兰－巴雷综合征	低血钾型周期性麻痹
感染史	有	无
病程	快来慢去单相病程	快来快去反复发生
呼吸肌和脑神经受累	有	无
感觉障碍	有	无
脑脊液	蛋白细胞分离	正常
电生理	F波延迟，运动神经传导速度减慢	肌电图电位幅度降低电刺激无反应
血钾	正常	低，补钾治疗有效

七、治疗

1. **支持治疗** 呼吸机维持呼吸，肺活量小于20~25ml/kg、PaO_2 小于70mmHg时应使用呼吸机。

2. **病因治疗** 血浆置换、注射免疫球蛋白、糖皮质激素。

八、预后

（1）一般从发病后10日症状达到高峰，2~3个月才能恢复。

（2）有的患者由于存在继发轴索损伤，所以不能完全恢复而留有残疾。

（3）死亡大多由于呼吸衰竭、急性心律失常。

（4）年龄大、发病急骤（多有轴索损伤）、发病前有腹泻史（与弯曲空肠菌感染相关，可能有轴索的损伤）、长时间不能脱呼吸机、电生理无兴奋电位、未经治疗的患者预后较差。

第六节　重症肌无力

一、概述

（1）重症肌无力（MG）是累及神经肌接头处 ACh-R 的自身免疫性疾病。

（2）临床表现为晨轻暮重的骨骼肌无力、休息后减轻、活动后加重。

（3）神经电生理上表现为 RNS 幅递减，药理学上对箭毒的异常敏感性。

二、发病机制

（1）MG 由 ACh-R-Ab 介导，在补体参与下与 ACh-R 发生应答，足够的循环抗体能使 80% 的肌肉 ACh-R 饱和，经补体介导 ACh-R 大量破坏，导致突触后膜传递障碍。

（2）80% 以上患者伴胸腺异常（胸腺瘤、胸腺增生），病毒或其他感染→胸腺受到侵犯→肌样细胞膜上 ACh-R 构型变化→产生 ACh-R 自身抗体。

（3）MG 通常合并其他自身免疫性疾病（比如 Graves 病）。

三、临床表现

（1）任何年龄都可发病、女性多于男性，感染、精神创伤、过度疲劳、妊娠、分娩可为诱因，大多隐袭起病。

（2）首发症状多为眼外肌受累（儿童更常见，如眼睑下垂、斜视、复视、眼球活动障碍、甚至固定）。

（3）主要特征是肌肉呈疲劳状态，连续收缩后发生严重无力甚至瘫痪，短期休息后又好转，下午和傍晚及劳累后加重，早晨和休息后减轻——晨轻暮重的波动性。

（4）全身肌肉都可受累，肢体表现为上肢比下肢重，近端比远端重。

（5）颅神经支配的肌肉也可受累，眼外肌、咀嚼肌、咽喉肌（吃饭慢、喝水呛、说话带鼻音）、面肌（苦笑面容、闭眼示齿无力）、颈肌（抬头困难）、呼吸肌和膈肌（咳嗽无力、呼吸困难）受累，心肌受累少，平滑肌不受累。

（6）没有明显的解剖分布（比如某一块肌肉无力）。

（7）MG患者急剧发生的呼吸肌无力，以致不能维持换气功能时称为危象，多见于全身型和球肌受累者。

（8）药理特征为对胆碱酯酶抑制剂有效，对箭毒类超敏感。

四、分型

1. 眼肌型（Ⅰ型） 只有眼肌受累。

2. 轻度全身型（Ⅱ型） 无危象发生。

（1）不伴明显的延髓肌麻痹为Ⅱa。

（2）伴明显的延髓肌麻痹为Ⅱb。

3. 急性进展型（Ⅲ型） 首次症状出现后数月内发展至延髓肌，肢带肌及呼吸肌，有危象。

4. 晚发型（Ⅳ型） 由Ⅰ、Ⅱ型发展而来，常常在首发症状出现后2年以上逐渐发展而来。

五、辅助检查

1. 疲劳试验 受累肌肉重复活动后无力明显加重。

（1）睁闭眼（30次） 眼睛睁不开。

（2）双上肢平举试验 不能坚持1分钟。

（3）蹲下站立　小于 10 次。

2. 药理学试验

（1）滕喜龙（依酚氯铵）试验　10mg 静脉注射，改善持续 1~5 分钟，用于眼肌和头部肌肉。

（2）新斯的明试验　成人 1.5mg，肌内注射 15~30 分钟开始发挥作用，40 分钟最明显，可持续 3 小时，用于肢体和呼吸肌。

3. 免疫学检查　ACh-R-Ab 阳性支持诊断，阴性不能排除，滴度和症状不一致。

4. 神经电生理检查　低频重复电刺激，波幅递减大于 15%，停用新斯的明 24 小时后检查。

六、鉴别诊断

1. 眼肌型肌营养不良

（1）临床表现　症状无波动性而是进行性加重。

（2）新斯的明试验（－）。

（3）肌电图　肌源性损害；RNS（－）。

（4）ACh-R-Ab（－）。

2. 球麻痹

（1）临床表现　症状无波动性、进行性病程；可有明显的舌肌萎缩。

（2）新斯的明试验（－）。

（3）肌电图　神经源性损害；RNS（－）。

（4）ACh-R-Ab（－）。

MG 与 L-E 综合征的鉴别诊断

	L-E 综合征	MG
性别	男性多	女性多
伴发疾病	恶性肿瘤（肺癌）	自身免疫病
肌肉受累的特点	下肢重，颅神经支配的受累少	上肢重，颅神经支配的受累多
疲劳试验	运动后缓解	运动后加重
重复电刺激	高频幅度提高大于 200%	低频幅度减少大于 15%
自主神经症状	口干、无泪、阳痿	无

七、治疗

1. 抗胆碱酯酶的药物

（1）吡啶斯的明最常用，副作用小；新斯的明由于副作用大，已不再用于口服。

（2）毒蕈碱样副作用有腹痛、腹泻、呕吐、恶心、流口水、支气管分泌物多、流泪、瞳孔缩小、出汗，可给予阿托品拮抗。

2. 病因治疗

（1）糖皮质激素　对所有年龄中重度 MG 患者都有效，必要时可冲击治疗。

（2）免疫抑制剂　激素治疗半年无效者考虑使用硫唑嘌呤、CTX。

（3）静脉注射丙种球蛋白、血浆置换。

3. 胸腺切除

（1）适应证　全身型无禁忌证者、治疗无效的眼肌型患者。

（2）大部分术后几年明显改善，2~4 年稳定。

（3）5 年后约 90% 有效而且持久。

4. 危象及处理

（1）分类

①肌无力危象　抗胆碱酯酶的药物剂量不足导致的（注射腾喜龙症状减轻），增加抗 AChE 的药物剂量可以改善症状。

②胆碱能危象　继发于胆碱酯酶抑制剂药物过量（注射腾喜龙症状加重），立即停药，恢复后调整用药剂量或换用其他治疗。

③反拗危象　对胆碱酯酶抑制剂不敏感（注射腾喜龙症状无改变）。

（2）处理

①首先判断危象的性质，以采取相应对策。

②保持呼吸道通畅，插管、气管切开、呼吸机、吸痰等。

第七节　进行性肌营养不良

一、概述

（1）遗传性肌肉变性疾病。

（2）以缓慢进行性加重的对称性肌无力和肌萎缩为特征。

（3）可累及肢体和头面部肌肉，少数累及心肌，多有家族史。

二、发病机制

（1）X连锁隐性遗传，基因缺陷位于Xp21。

（2）基因产物是dystrophin（抗肌萎缩蛋白）；抗肌萎缩蛋白缺失或结构变异产生肌细胞膜形态和功能损害。

三、病理

肌纤维坏死和再生、肌膜核内移、出现肌细胞萎缩与代偿性增大相嵌分布的典型表现，肌活检组化检查见抗肌萎缩蛋白缺失或异常。

四、临床表现

1. Duchenne假肥大型肌营养不良（DMD）

（1）最多见的X性连锁隐性遗传性肌病，女性为携带者，所生男孩50%发病，携带者可表现为肢体无力、腓肠肌肥大、CK增高。

（2）生后具有病理改变（双腓肠肌假性肥大），行走较晚，不能跑步。

（3）3~5岁发病　近端及骨盆带肌肉受累导致鸭步态、足尖走路、上楼困难、Gower征（比较特异）。

（4）7~8岁　脊柱前凸维持其平衡，跟腱挛缩（由于足尖走路），有明显的肌肉萎缩，膝反射可减弱或消失。

（5）9~12 岁　不能行走、脊柱畸形加重而影响呼吸、肘和膝关节可出现挛缩（由于废用）。

（6）14~21 岁　死于肺内感染，用呼吸机可延长至 25 岁。

（7）血生化　CK 增高，达正常人 200~400 倍，生后可以不正常。50% 携带者可有 CK 增高。

（8）肌电图　肌源性损害（幅度小、时限短）。

（9）病理活检　肌纤维坏死和再生，渐减少和消失，代之以脂肪和结缔组织增多，可见异常再生纤维。晚期可见肌纤维消失，脂肪和结缔组织替代。

2. Becker 假肥大型肌营养不良（BMD）　具有 DMD 必有的特征，但 12 岁以后发病，病情进展慢，心肌多不受累。

3. 面肩肱型肌营养不良

（1）最多见的常染色体显性遗传疾病。

（2）男女都可发病、多见于青春期发病，早期表现为面部表情肌无力和萎缩，表现为斧头脸，肩胛肌受累可出现翼状肩，一般无心肌损害，病情进展慢不影响寿命。

（3）CK、乳酸脱氢酶可轻度升高。

4. 眼咽型肌营养不良症

（1）多在 45 岁后发病。

（2）首发表现为上睑下垂、眼球运动障碍，逐步出现面肌力弱、咬肌无力和萎缩、吞咽困难、构音不清，CK 和乳酸脱氢酶轻度升高。

5. 肢带型肌营养不良

（1）主要累及肢体近端，有抗肌萎缩蛋白存在，一般将不符合 DMD、Becker 型、面肩肱型诊断标准且有肢带肌无力者包括在本组内。

（2）多在 10~20 岁发病，男女都可患病。

（3）首发症状为骨盆带肌肉萎缩、脊柱前凸、上楼困难、鸭步态，随后肩胛带肌肉萎缩，头面部肌肉一般不受累。

（4）病情进展缓慢，发病 20 年后丧失行动能力。

（5）肌电图和肌活检提示肌源性损害，CK 和乳酸脱氢酶显著升高但不及 DMD。

五、治疗

（1）无特异治疗。

（2）最有效的药物是波尼松 0.75mg/（kg·d），用药 10 天后见肌力进步，用药后 3 个月达高峰，剂量维持在 0.5~0.6mg/（kg·d）。

第十五章　内分泌系统疾病

第一节　生长激素缺乏症

一、概述

生长激素缺乏症是由于腺垂体合成和分泌生长激素（GH）部分或完全缺乏，或由于 GH 分子结构异常等所致的生长发育障碍性疾病。

二、生长激素的合成、分泌和功能

（1）人生长激素的释放受下丘脑分泌的促生长激素释放激素和生长激素释放抑制激素的调节。

（2）GH 的自然分泌呈脉冲式，儿童期每日 GH 分泌量超过成人，在青春发育期更明显。

（3）GH 的基本功能是促进生长，同时也是体内多种物质代谢的重要调节因子。主要生物学效应是促生长效应和促代谢效应。

三、临床表现

（1）多见于男孩。

（2）患儿出生时身长和体重均正常，1 岁后出现生长速度减慢，身高落后比体重低下更显著，智力发育正常。

（3）身材各部比例匀称，骨骼发育落后，骨龄落后于实际年龄 2 岁以上。

四、实验室检查

生长激素刺激实验：经典的 GH 刺激实验包括生理性实验和药物性实验。GH 峰值 <10μg/L，即为分泌功能不正常；GH

峰值 <5μg/L，GH 完全缺乏；GH 峰值 5~10μg/L，GH 部分缺乏。

五、诊断

（1）匀称性身材矮小，身高落后于同年龄、同性别正常儿童生长曲线的第 3 百分位数以下（或低于平均数减两个标准差）。

（2）生长缓慢，年生长速率 < 5cm。

（3）骨龄落后于实际年龄 2 岁以上。

（4）两种药物激发试验结果均示 GH 峰值低下（< 10μg/L）。

（5）智能正常。

（6）排除其他影响生长的疾病。

六、治疗

基因重组人生长激素替代治疗，0.1U/kg，皮下注射一次，持续至骨骺闭合。治疗过程可能出现甲状腺功能减退，需监测甲状腺功能。

第二节 性早熟

一、概述

性发育启动年龄显著提前者（较正常儿童平均年龄提前 2 个标准差以上），即为性早熟（sexual precocity）。一般认为女孩在 8 岁、男孩在 9 岁以前出现性发育征象临床可判断为性早熟。

二、临床表现

（一）中枢性性早熟

又称真性性早熟。

（1）由于下丘脑－垂体－性腺轴功能过早启动所致。

（2）患儿除了表现与性别相一致的第二性征外，同时有生长加速、骨龄增加和具有生殖能力。

（3）女孩先发现乳房发育、阴毛出现，以后出现白带及月经，可能有排卵。

（4）多数为原发性，少数是由颅内肿瘤引起。

（二）外周性性早熟

又称假性性早熟。

（1）其下丘脑－垂体－性腺轴并未成熟。

（2）由于外周组织产生的性激素而致同性或异性性早熟症状的出现。

（3）女孩可以有乳房发育、阴毛和腋毛出现。

（4）也可以出现男性第二性征表现如有胡须。

（三）青春发育变异

指仅乳房或阴毛单一提早发育而无其他性发育者。

1. 乳房早发育

（1）可以发生于8岁前的任何年龄，女孩比男孩多，可以单侧，但多数为双侧，可先一侧增大，以后另一侧再增大。

（2）增大的乳房直径在5cm以内，有触痛，但乳头及乳晕正常，可以消退后一阶段又肿大。

（3）没有白带，无身高增长加速及骨龄加速现象。

2. 阴毛早发育

（1）正常情况下女孩在乳房发育后数月出现阴毛。

（2）早发育者阴毛可出现于任何年龄，女孩多于男孩。

（3）阴毛量少，有时还有腋毛，但其他性征发育正常。

（4）多数食用含有激素的儿童保健食品引起。

三、病因

1. **颅内来源的性早熟**　下丘脑或垂体病变导致的生殖道发育或功能的过早出现，除了卵巢卵泡成熟与排卵发生过早外，其余与正常儿童的发育相同。

2. **原因不明的性早熟**　约80%~90%体质性性早熟无明显原因。

3. **卵巢肿瘤所致性早熟**　产生雌激素肿瘤所致性早熟之发生率，较原因不明者为高。

4. **其他原因性早熟**

（1）产生激素的肾上腺肿瘤，可引起异性或混合型性早熟。

（2）外源性雌激素多由于用药不当或其他来源。

（3）幼女误服避孕药丸偶可致性早熟。

（4）甲状腺功能低下的患儿偶亦可发生性早熟。

5. **暂时性性早熟**　患儿常有一种或多种第二性征加速发育。此类儿童多数出现身体发育及乳房发育（约50%）。有阴道流血者达45%。阴道穹窿部涂片，上皮细胞呈明显的雌激素效应。此种性发育过早现象持续数月可恢复正常发育，以后于正常年龄进入正常青春期。

四、诊断要点

（1）对于女性同性性早熟诊断的主要目的，在于明确所致加速性成熟的病因。约90%的病例属体质型（尤其是原因不明或特发性者）。

（2）手腕部正位X线摄片可判断骨龄，了解发育过程的进度。蝶鞍正侧位X线摄片可确定垂体有无病变。如可疑，可进一步行气脑造影、脑室造影、CT或/及MRI以明确诊断。

（3）实验室检查包括激素测定，如血清卵泡雌激素、黄体生成素、雌二醇及24小时尿17-酮类固醇，有助于鉴别真、假性早熟。

（4）腹腔镜检查，应由有经验的医师操作，如仅只怀疑肿瘤，可代替剖腹探查术。

尚无证明性早熟可引起异性早熟活动，或对生殖功能的不利影响，智力发育延缓等，身体与生殖器发育则平行于骨龄。

五、治疗与预后

对性早熟的儿童应进行月经知识和经期卫生的教育。性教育应根据儿童的理解力及早开始。性早熟的理想治疗是病因治疗。

（一）药物治疗

对多数体质型性早熟的女孩，可用甲孕酮100~200mg，在月经周期第14天肌注抑制月经，但不能阻遏其他成熟现象的加速。

（二）手术治疗

如性早熟的儿童有能触及的增大卵巢，有必要剖腹探查。

（1）如为卵巢囊肿应行剜除术。

（2）良性肿瘤保留卵巢是可能的。

（3）仅为单侧的、大而包膜完整的可移动性卵巢瘤，最好行患侧输卵管卵巢切除术，并对对侧卵巢剖视活检。如对侧卵巢与子宫无肿瘤应予保留。

（4）腹腔积液本身不应作为恶性或根治术的指征，但须例行腹腔积液的常规化验与细胞学检查。

（5）包膜完整活动的粒层细胞肿瘤，行患侧肿瘤及附件切除后，可保留对侧卵巢，须作如前述之检查。

（6）恶性卵巢肿瘤经快速冰冻切片明确诊断，根据分期应行根治术。

六、预防

1. 注意预防　为了预防性早熟的发生，家长应注意以下方面。

（1）不要滥用市售未经严格检测的所谓儿童食品。

（2）不要盲目给孩子食用蜂王浆、花粉制剂、鸡胚等"补药"。

（3）妥善存放避孕药物、丰乳美容品等，以免孩子误服或接触。

（4）家长平时应多留心观察孩子是否有第二性征过早出现、10岁以下的孩子身高增长突然加速等现象，一旦发现异常，应及时前往正规医院就诊。

2. 初潮是少女进入青春期的标志 影响初潮的因素如下。

（1）首先是营养。身高和体重对初潮年龄确有影响，据观察，身材高大、体重较重的少女，比身体瘦小、体重较轻的少女初潮时间要早。

（2）其次是疾病。疾病直接影响健康，影响内分泌功能，造成发育中的少女月经初潮推迟，甚至带来生育上的麻烦。常见的疾病中，最多见的是慢性消耗性疾病，其中结核、慢性肝炎、糖尿病、吸收不良综合征，严重的先天性心脏病、支气管哮喘、厌食症等，影响尤为明显。还有一些疾病，导致初潮提前，如脑瘫、耳聋、视觉缺失、癫痫、身体残缺、神经血管缺损以及胎儿16周前发生的异常情况等。

（3）其他因素。初潮还与社会环境、种族、家庭、地理环境等因素有一定关系。

第三节　先天性甲状腺功能减退症

一、概述

甲状腺功能减退症简称甲低，是由于各种不同的疾病累及下丘脑 – 垂体 – 甲状腺轴功能，以致甲状腺素缺乏。或是由于甲状腺素受体缺陷所造成的临床综合征。

按病变涉及的位置可分为：①原发性甲低，是由于甲状腺本身疾病所致；②继发性甲低，其病变位于垂体或下丘脑，又称为中枢性甲低，多数与其他下丘脑 – 垂体轴功能缺陷同时存在。

儿科患者绝大多数为原发性甲低，根据其发病机制的不同和起病年龄又可分为先天性和获得性两类，获得性甲低在儿科主要由慢性淋巴细胞性甲状腺炎，即桥本甲状腺炎所引起。

先天性甲状腺功能减退症是由于甲状腺激素合成不足所造成的一种疾病。

根据病因的不同可分为两类：①散发性，系先天性甲状腺发育不良、异位或甲状腺激素合成途径中酶缺陷所造成，发生率为1/7000；②地方性，多见于甲状腺肿流行的山区，是由于该地区水、土和食物中碘缺乏所致，随着我国碘化食盐的广泛应用，其发病率明显下降。

二、病因

（一）散发性先天性甲低

1. **甲状腺不发育、发育不全或异位** 是造成先天性甲低最主要的原因，约占90%，亦称原发性甲低。

（1）多见于女孩，女：男 =2：1。

（2）其中1/3病例为甲状腺完全缺如。

（3）其余为发育不全或在下移过程中停留在其他部位形成异位甲状腺，部分或完全丧失其功能。

（4）造成甲状腺发育异常的原因尚未阐明，可能与遗传素质、免疫介导机制有关。

2. **甲状腺激素合成障碍** 是导致甲低的第二位常见原因。亦称家族性甲状腺激素生成障碍。

（1）多见于甲状腺激素合成和分泌过程中酶（过氧化物酶、偶联酶、脱碘酶及甲状球蛋白合成酶等）的缺陷，造成甲状腺素不足。

（2）多为常染色体隐性遗传病。

3. **促甲状腺激素缺乏** 亦称下丘脑 – 垂体性甲低或中枢性甲低。

（1）是因垂体分泌促甲状腺素障碍而引起的。

（2）常见于特发性垂体功能低下或下丘脑、垂体发育缺陷。

（3）其中因下丘脑促甲状腺素释放激素不足所致者较多见。

4. **甲状腺或靶器官反应低下** 均为罕见病。

5. 母亲因素 如母亲服用抗甲状腺药物或母亲患自身免疫性疾病，存在抗甲状腺抗体，均可通过胎盘而影响胎儿，造成甲低，亦称暂时性甲低，通常3个月后消失。

（二）地方性先天性甲低

多因孕妇饮食缺碘，致使胎儿在胚胎期即因碘缺乏而导致甲状腺功能低下。

三、临床表现

甲状腺功能减退症的症状出现的早晚及轻重程度与残留甲状腺组织的多少及甲状腺功能减退的程度有关。先天性无甲状腺或酶缺陷患儿在婴儿早期即可出现症状，甲状腺发育不良者常在生后3~6个月时出现症状，偶有数年之后才出现症状者。患儿的主要特点包括智能落后、生长发育迟缓、生理功能低下。

1. 一般症状

（1）新生儿期患儿常为过期产，出生体重常大于第90百分位，身长和头围可正常，前、后囟大。

（2）胎便排出延迟，出生后常有腹胀、便秘、脐疝，易被误诊为先天性巨结肠。

（3）生理性黄疸期延长（大于2周）。

（4）患儿常处于睡眠状态，对外界反应低下，肌张力低，吮奶差，呼吸慢，哭声低且少，体温低（常低于35℃），四肢冷，末梢循环差，皮肤出现斑纹或有硬肿现象等。

2. 典型症状 多数先天性甲状腺功能减退症患儿常在出生半年后出现典型症状。

（1）特殊面容和体态 头大，颈短，皮肤粗糙、面色苍黄，毛发稀疏、无光泽、面部黏液性水肿，眼睑浮肿，眼距宽，鼻梁低平，唇厚，舌大而宽厚、常伸出口外。患儿身材矮小，躯干长而四肢短小，上部量/下部量大于1.5，腹部膨隆，常有脐疝。

（2）神经系统症状 智能发育低下，表情呆板、淡漠，神经反射迟钝；运动发育障碍，如会翻身、坐、立、走的时间都延迟。

（3）生理功能低下　精神差，安静少动，对周围事物反应少，嗜睡，食欲不振，声音低哑，体温低而怕冷，脉搏、呼吸缓慢，心音低钝，肌张力低，肠蠕动慢，腹胀，便秘。可伴心包积液，心电图呈低电压、PR间期延长、T波平坦等改变。

3. 地方性甲状腺功能减退症　因在胎儿期碘缺乏而不能合成足量甲状腺激素，影响中枢神经系统发育。临床表现为两种不同的类型，但可相互交叉重叠。

（1）"神经性"综合征　主要表现为共济失调、痉挛性瘫痪、聋哑、智能低下，但身材正常，甲状腺功能正常或轻度减低。

（2）"黏液水肿性"综合征　临床上有显著的生长发育和性发育落后、智力低下、黏液性水肿等。血清 T_4 降低、促甲状腺素增高。约 25% 患儿有甲状腺肿大。

4. 促甲状腺素（TSH）和促甲状腺素释放激素（TRH）分泌不足　患儿常保留部分甲状腺激素分泌功能，因此临床症状较轻，但常有其他垂体激素缺乏的症状如低血糖、小阴茎、尿崩症等。

四、实验室检查

1. 新生儿筛查

（1）目前多采用出生后 2~3 天的新生儿干血滴纸片检测促甲状腺素浓度作为初筛。

（2）结果大于 15~20mU/L 时，再检测血清 T_4、促甲状腺素以确诊。

2. 血清 T_3、甲状腺素 T_4、促甲状腺素测定

（1）任何新生儿筛查结果可疑或临床可疑的小儿都应检测血清 T_4、促甲状腺素浓度。

（2）如 T_4 降低、促甲状腺素明显升高即可确诊。

（3）血清 T_3 浓度可降低或正常。

3. 促甲状腺素释放激素刺激试验

（1）若血清 T_4、促甲状腺素均低，则疑促甲状腺素释放激素、促甲状腺素分泌不足，应进一步做促甲状腺素释放激素刺激试验。

（2）静脉注射促甲状腺素释放激素 7μg/kg，正常者在注射 20~30 分钟内出现促甲状腺素峰值，90 分钟后回至基础值。

（3）若未出现高峰，应考虑垂体病变。

（4）若促甲状腺素峰值出现时间延长，则提示下丘脑病变。

4. X 线检查　做左手和腕部 X 线片，评定患儿的骨龄。患儿骨龄常明显落后于实际年龄。

5. 核素检查　采用静脉注射 ^{99m}Tc 后以单光子发射计算机体层摄影术（SPECT）检测患儿甲状腺发育情况及甲状腺的大小、形状和位置。

五、诊断和鉴别诊断

根据典型的临床症状和甲状腺功能测定，诊断并不困难。但在新生儿期不易确诊，应对新生儿进行群体筛查。年长儿应与下列疾病鉴别。

1. 先天性巨结肠　患儿出生后即开始便秘、腹胀，并常有脐疝，但其面容、精神反应及哭声等均正常，钡灌肠可见结肠痉挛段与扩张段。

2. 21 三体综合征　患儿智能及动作发育落后，但有特殊面容：眼距宽、外眼眦上斜、鼻梁低、舌伸出口外，皮肤及毛发正常，无黏液性水肿，常伴有其他先天畸形。染色体核型分析可鉴别。

3. 佝偻病　患儿有动作发育迟缓、生长落后等表现。但智能正常，皮肤正常，有佝偻病的体征，血生化和 X 线片可鉴别。

4. 骨骼发育障碍的疾病　如骨软骨发育不良、黏多糖病等都有生长迟缓症状，骨骼 X 线片和尿中代谢物检查可以鉴别。

六、治疗

（1）本病应早期确诊，尽早治疗，以避免对脑发育的损害。

（2）一旦诊断确立，应终身服用甲状腺制剂，不能中断，否则前功尽弃。

（3）饮食中应富含蛋白质、维生素及矿物质。

七、预后

（1）如果出生后 3 个月内开始治疗，预后尚可，智能绝大多数可达到正常。

（2）如果未能及早诊断而在 6 个月后才开始治疗，虽然给予甲状腺素可以改善生长状况，但是智能仍会受到严重损害。

第四节　儿童糖尿病

一、概述

糖尿病是由于胰岛素分泌绝对缺乏或相对不足所致的糖、脂肪、蛋白质代谢紊乱症，分为原发性和继发性。

原发性糖尿病分为以下几种。

（1）1 型糖尿病　由于胰岛 B 细胞破坏，胰岛素分泌绝对不足所致，必须使用胰岛素治疗，故又称胰岛素依赖型糖尿病（IDDM）。

（2）2 型糖尿病　由于胰岛 B 细胞分泌胰岛素不足或靶细胞对胰岛素不敏感（胰岛素抵抗）所致，亦称非胰岛素依赖型糖尿病（NIDDM）。

（3）青年成熟期发病型糖尿病（MODY）　是一种罕见的遗传性 B 细胞功能缺陷症，属常染色体显性遗传。

继发性糖尿病大多有一些遗传综合征（如唐氏综合征、Turner 综合征和 Klinefelter 综合征等）和内分泌疾病（如库欣综合征、甲状腺功能亢进症等）所致。98% 的儿童糖尿病为 1 型糖尿病。

二、病理生理

胰岛 B 细胞大都被破坏，分泌胰岛素明显减少而分泌胰高血糖素的细胞和其他细胞则相对增生。

三、临床表现

1. 症状

（1）典型症状 多饮、多尿、多食和体重下降（三多一少）。

（2）儿童因夜尿增多而发生遗尿。

（3）约 40% 的患儿在就诊时即处于酮症酸中毒状态。

（4）多表现为起病急，进食减少，恶心，呕吐，腹痛，关节或肌肉疼痛，皮肤黏膜干燥，呼吸深长，呼气中带有酮味等。

（5）体格检查时，除体重减轻、消瘦外，一般无阳性体征。

（6）病程较久，对糖尿病控制不良时，可发生生长落后、智能发育迟缓、肝肿大，称为 Mauriac 综合征。

2. 儿童糖尿病的自然病程

（1）急性代谢紊乱期 从出现症状到临床确诊，时间多在 1 个月以内。可有高血糖、糖尿和酮尿。

（2）暂时缓解期 约 75% 的患儿经胰岛素治疗后临床症状消失，血糖下降，尿糖减少或转阴性，即进入缓解期。

（3）强化期 患儿出现血糖增高和糖尿不易控制的现象，胰岛素用量逐渐或突然增多，称为强化期。

（4）永久糖尿病期 青春期后，病情逐渐稳定，胰岛素用量比较恒定，称为永久糖尿病。

四、实验室检查

1. 尿液检查

（1）尿糖 一般阳性，可间接反映糖尿病患者血糖控制的状况。

（2）尿酮体 糖尿病伴有酮症酸中毒时呈阳性。

（3）尿蛋白。

2. 血液检查

（1）血糖　符合以下任意一项标准即可诊断为糖尿病。

①有典型糖尿病症状并且餐后任意时刻血糖水平 ≥ 11.1mmol/L。

②空腹血糖（FPG）≥ 7.0mmol/L。

③2 小时口服葡萄糖耐量试验（OGTT）血糖水平 ≥ 11.1mmol/L。

空腹血糖受损（IFG）：FPG 为 5.6~6.9mmol/L。糖耐量受损（IGT）：口服 1.75g/kg（最大 75g）葡萄糖后 2 小时血糖在 7.8~11.0mmol/L。IFG 和 IGT 被称为"糖尿病前期"。

（2）血脂、血气分析、糖化血红蛋白。

（3）葡萄糖耐量试验　正常人 0 分钟的血糖 <6.7mmol/L，口服葡萄糖 60 分钟和 120 分钟后血糖分别低于 10.0mmol/L 和 7.8mmol/L；糖尿病患儿 120 分钟血糖 >11.1mmol/L。

五、治疗

糖尿病的治疗包括五个方面：合理应用胰岛素，饮食管理，运动锻炼，自我血糖监测，糖尿病知识教育和心理支持。

1. 糖尿病酮症酸中毒的治疗

（1）液体治疗　第 1 小时按 20ml/kg 快速静脉滴注 0.85% 氯化钠溶液，纠正血容量；第 2~3 小时按 10ml/kg 静脉滴注 0.45% 氯化钠溶液；血糖 <17 mmol/L 后，改用含有 0.2% 氯化钠的 5% 葡萄糖液静脉滴注。

要求在开始的 12 小时内至少补足累积损失量的一半；此后 24 小时内，可视情况按 60~80ml/kg 静脉滴注同样溶液，以供给生理需要量和补充继续损失量。

应用胰岛素后，血钾迅速降低，在开始排尿后应立即补钾，每日 2~3 mmol/kg 补给。

（2）胰岛素治疗　多采用小剂量胰岛素静脉滴注治疗。将胰岛素 25U 加入等渗盐水 250ml，按每小时 0.1U/kg，滴注，根据血糖情况调整胰岛素用量。

（3）控制感染。

2. 长期治疗措施

（1）饮食 每日所需热量（kcal）为 1000 +［年龄 × （80~100）］。

（2）胰岛素治疗 短效胰岛素，中效珠蛋白胰岛素、长效的<u>鱼精蛋白锌胰岛素</u>、长效胰岛素类似物甘精胰岛素和地特胰岛素。

轻症患儿胰岛素用量每日 0.5~1.0U/kg，青春期前儿童一般为每日 0.75~1.0U/kg，青春期儿童用量 >1.0U/kg。

第十六章　儿童急救

第一节　儿童心肺复苏

一、概述

心肺复苏（CPR）是指在心跳呼吸骤停的情况下所采取的一系列急救措施，其目的是使心脏、肺脏恢复正常功能，使生命得以维持。

二、儿童心跳呼吸骤停的诊断

一般患儿突然昏迷及大血管搏动消失即可诊断。

三、儿童生存链

5个环节：防止心跳呼吸骤停、尽早进行心肺复苏、迅速启动急救医疗服务系统、快速高级生命支持、综合的心脏骤停后治疗。

（1）儿童基本生命支持（PBLS）　包括儿童生存链前三个环节。

（2）儿童高级生命支持　最大限度地改善预后，包括在不导致胸外按压明显中断和电除颤延迟的情况下，建立血管通路、使用药物等。

（3）综合的心脏骤停后的治疗。

四、心跳呼吸骤停的处理

（1）迅速评估和启动急救医疗服务系统。

（2）迅速实施CPR　方法为C（胸外按压）、A（开放气道）、B（建立呼吸）。

（3）迅速启动急救医疗服务系统。

（4）高级生命支持（ALS） 在 BLS 基础上建立血管通路，应用药物，最大限度改善预后。

第二节 儿童急性中毒

一、概述

某些物质接触人体或进入体内后，与体液和组织相互作用，破坏机体正常的生理功能，引起暂时或永久性的病理状态或死亡，这一过程称为中毒。

儿童中毒多为急性中毒，造成儿童中毒的主要原因是由于年幼无知，缺乏生活经验，不能辨别有毒和无毒。

二、中毒途径

（1）消化道吸收，为常见的中毒形式，高达 90% 以上。

（2）皮肤接触，儿童皮肤薄，脂溶性毒物易于吸收。

（3）呼吸道吸入，多见于气态或挥发性毒物的吸入，常见一氧化碳中毒、有机磷吸入中毒。

（4）注射吸收，如误注药物。

（5）经创伤口、创面吸收。

三、毒物在人体内的分布与排泄

1. 分布 主要在体液和组织中，影响分布的因素有毒物与血浆蛋白的结合力。

2. 排泄 可经肾、胆道或肠道排泄。

四、中毒的诊断

1. 病史 发病经过，病前饮食、家长职业，活动范围等，儿童急性中毒首发症状多为腹痛、腹泻、呕吐、惊厥或昏迷等。

2. 体格检查　注意有重要意义的中毒特征，如呼气、呕吐物是否与某种物质相关，出汗情况，口唇或甲床情况，呼吸状态，瞳孔和心律失常等。

3. 毒源调查及检查　现场检查患儿周围是否有残余毒物，仔细查找呕吐物、胃液和粪便中有无毒物残渣。

五、中毒的处理

1. 原则　立即治疗，毒物未明确时，按一般治疗原则抢救患儿，以排出体内毒物为首要措施，尽快减少毒物对机体的损害，维持呼吸、循环等生命器官的功能。

2. 现场急救　保持呼吸道通畅，呼吸有效及循环良好。

3. 毒物的清除

（1）排出体内尚未吸收的毒物

①催吐　适用于年龄较大、神志清醒和合作的患儿，一般在中毒后 4~6 小时内进行。

②洗胃　清洗出尚在胃内的毒物，并可进行毒物鉴定。

③导泻　可在应用活性炭后进行，常用泻药有硫酸钠或硫酸镁。

④全肠灌洗　中毒时间较久，毒物主要存留在小肠或大肠。

⑤皮肤黏膜的毒物清除　大量清水冲洗毒物接触部位。

（2）促进已吸收毒物的排出

①利尿。

②碱化或酸化尿液。

③血液净化方法

透析疗法：危重的急性中毒患儿。

血液灌流法、血浆置换、换血疗法。

④高压氧的应用。

4. 特异性解毒剂的应用

中毒类型	有效解毒剂
砷、汞、金、锑、铜、铬、镍、钨、锌	二硫丙醇、二硫基丙磺酸钙、二硫基丁酸、硫代硫酸钠
铅、锰、铀、镭、钒、钴、铁、硒、镉、铜、铬、汞	依地酸二钠钙、喷替酸钙钠、去铁胺、青霉胺
高铁血红蛋白血症（亚硝酸盐、苯胺、非那西丁、硝基苯、安替比林、氯酸盐类、磺胺类）	亚甲蓝（美蓝）、维生素C
氢氰酸及氰酸化合物（桃仁、杏仁、李仁、樱桃仁、枇杷仁、亚麻仁、木薯）	亚硝酸异戊酯、亚硝酸钠、硫代硫酸钠、亚甲蓝（美蓝）
有机磷化合物类（1605、1059、3911 敌百虫、敌敌畏、乐果、其他有机磷农药）	解磷定、氯解磷定、双复磷、阿托品
烟碱、毛果芸香碱、新斯的明、毒扁豆碱、槟榔碱、毒蕈	解磷定、氯解磷定或双复磷、阿托品
氟乙酰胺	乙酰胺
阿托品、莨菪碱类、曼陀罗（颠茄）	毛果芸香碱、水杨酸毒扁豆碱
四氯化碳、草酸盐	葡萄糖酸钙
氟化物	氯化钙
麻醉剂和镇静剂［阿片、吗啡、可待因、海洛因、哌替啶、美沙酮、水合氯醛、苯巴比妥、巴比妥、巴比妥钠、异戊巴比妥钠、司可巴比妥、硫喷妥钠］	纳洛酮、烯丙吗啡
氯丙嗪、奋乃静	苯海拉明
苯丙胺	氯丙嗪
异烟肼	维生素 B_6
鼠药	维生素 K_1
β 受体阻断剂或钙拮抗剂	胰高血糖素

续表

中毒类型	有效解毒剂
阿司匹林	乙酰唑胺、碳酸氢钠、乳酸钠、维生素 K_1
一氧化碳	氧气
肉毒中毒	多价抗肉毒血清
河豚中毒	半胱氨酸

第十七章　儿科应知应会

1. 小儿生长发育的规律

（1）生长发育是一个连续的过程，各个器官系统发育不平衡。

（2）生长发育的一般规律为<u>由上到下</u>、<u>由近到远</u>、<u>由粗到细</u>、<u>由简单到复杂</u>、<u>由低级到高级</u>。

（3）生长发育的个体差异受到遗传、性别、环境、营养、内分泌、疾病的影响。

2. 小儿体重计算方法

（1）0~6 个月　<u>出生时体重＋月龄 ×0.7（kg）</u>。

（2）7~12 个月　<u>6＋月龄 ×0.25（kg）</u>。

（3）2~12 岁　<u>年龄 ×2+8（kg）</u>。

（4）1 岁时的标准体重是 <u>10kg</u>

3. 小儿身高计算方法

（1）出生时平均 <u>50cm</u>，3 个月约 <u>60cm</u>，1 岁时约 <u>75cm</u>。

（2）2~12 岁　<u>年龄 ×7+70（cm）</u>。

4. 小儿头围计算方法

（1）出生时平均 <u>33~34cm</u>。

（2）头 3 个月增加 <u>6cm</u>，后 9 个月增加 <u>6cm</u>。

（3）1 岁时头围约 <u>46cm</u>，2 岁时约 <u>48cm</u>。

5. 母乳喂养的优越性

（1）母乳是婴儿最合适的营养品。

（2）增进母子感情，有利于儿童身心健康。

（3）促进乳母子宫收缩，抑制排卵，有利于计划生育。

6. 添加辅助食品的原则

（1）从少到多、从软到硬、从细到粗。

（2）习惯一种食品后再加另一种。

（3）应在婴儿健康、消化功能正常时添加。

7. 小儿年龄的分期

（1）围生期　妊娠 28 周到生后 7 日。

（2）新生儿期　出生后脐带结扎到生后 28 日内。

（3）婴儿期　出生后 28 日到满 1 周岁前。

（4）幼儿期　生后 1~3 周岁。

8. 小儿奶量计算

（1）液体量　150ml/kg（成人 40ml/kg、学龄儿 75ml/kg、学龄前 100ml/kg）。

（2）能量　110kcal/kg，1ml 加糖 8% 的牛奶含能量 1kcal，由此计算出需要的牛奶量，不足的液体量用水补足。

9. 维生素 D 缺乏性佝偻病的临床表现　多见于 3 个月 ~2 岁的婴幼儿，主要表现为生长速度最快部位的骨骼改变、肌肉松弛、神经兴奋性改变。

（1）初期

症状和体征:（神经系统兴奋性高）易激惹、夜惊、头部多汗、枕秃。

X 线改变：不明显。

血钙：一过性下降。

血磷：稍低。

钙磷乘积：30~40（钙磷乘积小于 40 时骨的矿化障碍）。

碱性磷酸酶：正常或稍高（骨样组织堆积导致成骨细胞代偿性增生）。

甲状旁腺素：升高。

（2）活动期

X 线改变：长骨骨骺软骨带明显增宽，毛刷样、杯口状改变，骨质疏松。

血钙：稍低。

血磷：明显降低。

钙磷：乘积小于 30。

碱性磷酸酶：明显升高。

甲状旁腺素：明显升高。

症状和体征：①颅骨软化（小于 6cm）、方颅（8~9cm）、前囟迟闭、出牙晚；②肋串珠（7~10肋明显）、鸡胸、漏斗胸、郝氏沟，多见于1岁左右；③手镯、脚镯（大于6个月）、O或X形腿（1岁以上）；④脊柱后凸、侧弯、骨盆畸形；⑤肌肉关节松弛，运动功能发育落后（低血磷导致肌肉糖代谢异常）；⑥重症患者神经系统发育迟缓。

（3）恢复期

症状和体征：减轻或消失。

X线改变：重新出现临时钙化带，骨质密度增加。

血钙：正常。

血磷：正常。

钙磷乘积：40。

碱性磷酸酶：开始下降（需要1~2个月降到正常，许多类骨质等待修复，成骨细胞活跃）。

甲状旁腺素：正常（血钙已经正常了，甲状旁腺素不必要高了）。

（4）后遗症期　不同程度的骨骼畸形和运动功能障碍。

10. 维生素D缺乏性佝偻病的诊断　$25-(OH)D_3$小于8μg/ml（10~80μg/ml）可以诊断。

11. 维生素D缺乏性佝偻病的预防

（1）母亲在孕晚期注意补充维生素D和钙剂。

（2）鼓励户外活动，及时添加辅食。

（3）补充维生素D。出生后2周开始足月儿400IU/d；早产儿400~800IU/d直至2岁。

（4）同时补充钙剂。

12. 新生儿根据胎龄分类

（1）足月儿　满37周不满42周。

（2）早产儿　满28周不满37周。

（3）过期产儿　满42周及其以后。

13. 根据胎龄和出生体重的关系分类

（1）小于胎龄儿（SGA）　出生体重在同胎龄平均体重第10百分位以下或低于2个标准差（足月小样儿小于2500g）。

（2）适于胎龄儿（AGA）　出生体重在同胎龄平均体重第

10~90 百分位之间。

（3）大于胎龄儿（LGA） 出生体重在同胎龄平均体重第 90 百分位以上或高于 2 个标准差。

14. 高危儿

（1）已经发生或可能发生危重疾病而需要监护的新生儿。

（2）可能见于<u>母亲有既往病史</u>（糖尿病）、<u>不良孕产史</u>（胎死宫内、早产、新生儿死亡）、<u>孕期问题</u>（多胎妊娠、胎膜早破、羊水过多或过少）、<u>分娩时问题</u>（早产、过期产、宫内窘迫、产伤）、<u>新生儿情况</u>（体重过重或过轻、呼吸困难、先天多发畸形）。

15. 正常足月新生儿的特点

（1）出生时胎龄满 <u>37 不满 42 周</u>（259~293 天）。

（2）体重在 <u>2500g 及以上</u>（平均 3000g）。

（3）身长 <u>47cm 以上</u>（平均 50cm）。

（4）无畸形和疾病的活产婴。

16. 新生儿呼吸暂停 呼吸停止大于 20 秒，伴心率下降小于 100 次 + 发绀。

17. 中性温度 保持正常体温，耗氧量最低、新陈代谢率最低的环境温度，出生体重越大、日龄越大，中性温度越低。

18. 新生儿常见的特殊生理状态

（1）<u>生理性体重下降</u> 由于水分蒸发、胎粪的排出、排尿导致，不超过 10%。出生后 5~6 天达到体重最低点，7~10 天恢复出生时体重。

（2）<u>生理性黄疸</u> 胎儿型血红蛋白破坏，肝脏处理能力有限，间接胆红素升高。

（3）<u>乳腺肿大</u> 由于来自母体的雌激素中断。

（4）<u>假月经</u> 由于来自母体的雌激素中断。

（5）<u>马牙</u> 上皮细胞堆积产生的白色小颗粒。

19. 围产期 妊娠 28 周到生后 7 天。

20. Apgar 评分和分度

体征	0	1	2
外观	青紫或苍白	身体红、肢体末端青紫	全身红
心率	无	小于 100	大于 100
反应（弹足底）	无反应	皱眉	哭、喷嚏
肌张力	松弛	四肢略屈曲	四肢活动
呼吸	无	慢而不规则	正常、哭声响亮

0~3 分重度窒息，4~7 分轻度窒息，8~10 分正常

21. 新生儿窒息的复苏方案

A（airway）：保持气道通畅。

B（breathing）：建立呼吸，包括触觉刺激、面罩/气管插管正压通气。

C（circulation）：维持循环，如胸外按压。

D（drug）：药物治疗，如肾上腺素、多巴胺、碳酸氢钠、扩容剂。

评估－决策－操作，往复循环。

22. 肺透明膜病的病因和好发因素

（1）由于肺表面活性物质缺乏导致。

（2）主要发生在早产儿，胎龄越小发病越多。

（3）糖尿病母亲的婴儿、剖宫产产儿、双胎第 2 胎也易得。

23. 肺透明膜病的临床特点

（1）病史：早产、剖宫产、母亲糖尿病等。

（2）症状体征：出生后立即或 6 小时内出现呼吸窘迫，呼吸大于 60 次／分，发绀、鼻翼扇动、吸气性三凹征、呼气性呻吟，呼吸困难进行性加重；出生后 2~3 日病情最重，由于新生儿的肺也在同时发育，一般 3 日后会有好转。

（3）辅助检查：泡沫稳定试验阴性、羊水 L/S 小于 2，胸片早期双肺呈毛玻璃样改变，较重者出现支气管充气征，严重呼吸窘迫综合征呈白肺。

24. 肺透明膜病的治疗　目的是保证通气换气功能、等待自

身肺泡表面活性物质合成增加，<u>机械通气 + 肺泡表面活性物质替代治疗。</u>

（1）机械通气

吸氧：目标为 pH 大于 7.25，PaO_2 45~70mmHg，$PaCO_2$ 碳 40~55mmHg。

持续气道正压通气（CPAP）：使有自主呼吸的患儿始终接受高于大气压的气体，防止呼气时肺泡萎缩，提高氧合、减少肺内分流；当 $FiO_2 > 0.3$ 时 PaO_2 小于 50mmHg。

<u>常频机械通气、高频机械通气。</u>

（2）肺泡表面活性物质替代治疗　尽早应用出生后 24 小时内，气管内注入，注射时变换体位。

25. 透明膜病的预防

（1）产前

①预防早产。

②促进肺成熟　小于 34 周有早产可能的孕妇应用倍他米松、地塞米松，产前 24 小时至 7 日使用。

（2）产后　对胎龄小于 30 周，体重小于 1200g 的早产儿可于出生后立即预防性应用肺泡表面活性物质。

26. 生理性和病理性黄疸　新生儿时期由于胆红素代谢特点或代谢异常引起血中胆红素水平升高而出现皮肤、巩膜及黏膜黄染的临床现象，分为生理性和病理性。

27. 生理性和病理性黄疸的鉴别

	生理性黄疸	病理性黄疸
出现时间	2~3 天	< 24 小时
上升速度	< 5mg/dl	> 5mg/dl
程度	足月 < 12.9mg/dl 早产 < 15mg/dl	足月 > 12.9mg/dl 早产 > 15mg/dl
持续时间	足月 < 2 周、早产 < 4 周	足月 > 2 周、早产 > 4 周
反复	无	有
直接胆红素	< 1.5mg/dl	> 1.5mg/dl

28. 新生儿溶血的诊断　母子血型不合、新生儿早期出现

黄疸、Coombs 试验或抗体释放试验阳性。

29. 新生儿溶血的治疗

（1）光照疗法　在光照下未结合胆红素转变为水溶性的异构体，经胆汁和尿液排出。

（2）换血疗法

Rh 溶血：Rh 血型同母亲，ABO 血型同婴儿（或 O）。

ABO 溶血：O 型红细胞（无抗原），AB 型血浆（无抗体）。

换血量：患儿全血量的两倍。

（3）药物治疗

补充白蛋白：减少血中游离的未结合胆红素，防止胆红素脑病。

丙种球蛋白：包裹游离抗体，阻断单核巨噬系统的 FC 受体，减少继续溶血。

苯巴比妥：诱导肝酶，增强肝对未结合胆红素的摄取和结合。

30. 上呼吸道感染的病原体　细菌和病毒都可致病，病毒占 90% 以上，如鼻病毒、呼吸道合胞病毒、流感病毒、副流感病毒、腺病毒，病毒感染后可继发细菌感染，最常见为溶血性链球菌。

31. 上呼吸道感染的临床表现

（1）全身症状为发热、头痛、不适、乏力。

（2）可有腹痛、恶心、呕吐，局部症状有咳嗽、咽痛、鼻塞、流涕、喷嚏。

（3）婴幼儿全身症状重、年长儿全身症状轻，以局部为主。

（4）体检：咽充血、扁桃体肿大、淋巴结肿大。

32. 特殊类型的上感

（1）疱疹性咽峡炎

①柯萨奇病毒 A、多发于夏秋季。

②表现为发热、咽痛、流涎、厌食。

③咽腭弓、软腭、悬雍垂出有小疱疹，周围有红晕，破溃后形成小溃疡。

④患者不能吃过热过酸的东西。

（2）咽结合膜热

①腺病毒 3、7 型，多发于春夏季。

②发热、咽炎、结膜炎为特征。

③发热、咽痛、咽部白色块状分泌物、滤泡性结膜炎、结膜充血并有分泌物。

33. 急性支气管炎的临床表现

（1）上感的症状　3～4 天后先干后湿的咳嗽，一般无全身症状，症状常于 21 天内缓解。

（2）双肺呼吸音粗糙、不固定散在的干湿啰音（咳嗽或改变体位后啰音消失）。

（3）胸片　正常或肺纹理增粗，肺门阴影增深。

34. 喘息性支气管炎

（1）见于 3 岁以下，有湿疹或其他过敏史。

（2）哮喘类似的症状　咳嗽、呼气性呼吸困难、肺部叩诊鼓音，两肺满布哮鸣音及少量粗湿啰音，嗜酸粒细胞增多、IgE 水平升高。

（3）反复发作倾向　多数可痊愈，少数发展为哮喘。

35. 支气管肺炎的临床表现

（1）发热、咳嗽、气促（增加频率）、鼻翼扇动、三凹征（增加深度），固定的中、细湿啰音。

（2）如果合并其他系统表现就是重症肺炎。

36. 重度肺炎合并心衰的诊断标准

（1）心率突然大于 180 次 / 分。

（2）呼吸突然增快，大于 60 次 / 分。

（3）心音低钝、奔马律，颈静脉怒张，肝迅速增大。

（4）突然极度烦躁不安、明显发绀、面色发灰。

（5）尿少或无尿，眼睑或下肢浮肿。

37. 葡萄球菌肺炎的特点

（1）起病急、进展快、全身中毒症状重、弛张高热；肺部体征出现早（固定的中细湿啰音）。

（2）白细胞多高、中性粒高、有中毒颗粒、C- 反应蛋白高。

（3）X 线片与临床表现不一致，开始症状重、X 线片变化轻，后期症状轻、X 线片变化重，阴影持续时间可长达 2 个月；X 线表现滞后。

38. 腺病毒肺炎的特点

（1）临床表现 <u>6 个月 ~2 岁</u>，急起稽留高热（<u>全身中毒症状重</u>）、萎靡嗜睡（<u>孩子比较赖</u>）、面色苍白；咳嗽较剧、喘憋、呼吸困难、发绀。

（2）<u>肺部体征出现较晚</u>，发热 3~7 日后出现湿啰音，以后病变融合出现肺实变体征。

（3）<u>胸片与临床表现一致</u>。

39. 支原体肺炎的特点

（1）发热 <u>热程 1~3 周</u>。

（2）咳嗽 <u>刺激性咳嗽为突出表现（百日咳样咳嗽）</u>，<u>白色黏痰</u>。

（3）可有其他系统器官受累，有时是首发症状。

（4）<u>肺部体征不明显</u>，胸片表现早于体征。

40. 哮喘的定义 哮喘是由肥大细胞、嗜酸性粒细胞和 T 细胞等多种炎性细胞参与的<u>气道慢性炎症</u>，这种炎症使易感者对各种激发因子具有<u>气道高反应性</u>，导致可逆性气道阻塞性疾病。

41. 婴幼儿哮喘诊断标准

（1）年龄 <u>＜ 3 岁</u>，喘息发作 ≥ 4 次。

（2）发作时双肺闻及呼气相哮鸣音，呼气相延长（<u>体征</u>）。

（3）除外其他引起喘息的疾病。

（4）具有<u>特应性体质</u>，如过敏性湿疹、过敏性鼻炎等。

（5）<u>父母有哮喘病或过敏史</u>。

凡具有以上第（1）（2）（3）条即可诊断哮喘。如喘息发作 2 次，并具有第（2）（3）条诊断为可疑哮喘或喘息性支气管炎。如同时具有第（4）和或第（5）条时，可考虑给予哮喘诊断性治疗。

42. 儿童哮喘诊断标准

（1）年龄 ≥ 3 岁，喘息呈反复发作者（或可追溯与某种变应原或刺激因素有关）。

（2）发作时双肺闻及以呼气相为主的哮鸣音，呼气相延长（<u>体征</u>）。

（3）除外其他引起喘息、胸闷和咳嗽的疾病。

（4）支气管扩张剂有明显疗效。

（5）疑似哮喘同时肺部有哮鸣音者，可做支气管舒张试验，阳性者可作哮喘诊断。

43. 咳嗽变异性哮喘诊断标准

（1）咳嗽持续或反复发作大于 1 个月，常在夜间和（或）清晨发作，运动后加重。

（2）痰少，临床无感染征象，或经较长期抗生素治疗无效。

（3）气管舒张剂治疗可使咳嗽缓解（基本诊断条件）。

（4）有个人或家族过敏史，变应原试验阳性可作辅助诊断。

（5）气道呈高反应性特征，支气管激发试验阳性可作辅助诊断。

（6）除外其他原因引起的慢性咳嗽。

44. 哮喘的治疗原则

（1）长期、持续、规范、个体化。

（2）发作期：快速缓解症状、抗炎平喘。

（3）缓解期：长期控制症状、抗炎、降气道反应性、避免触发因素、自我保健。

45. PPD 的意义

（1）48~72 小时观测反应结果。先写横径后写纵径，取平均直径。

（2）直径小于 5mm 为阴性，5~9mm（+），10~19mm（++），≥ 20mm 或还可见水疱和局部坏死者为强阳性。

（3）阳性反应的意义（重点）

①接种卡介苗后；曾感染过结核。

②强阳性反应表示体内有活动性结核病。

③婴幼儿、未接种卡介苗者表示有新的结核病灶；（年龄越小、意义越大）。

④由阴性转为阳性、反应强度由原来的小于 10mm 增至大于 10mm，增加幅度大于 6mm，表示新近有感染。

（4）阴性反应的意义（重点）

①未感染过结核。

②结核变态反应前期（初次感染后 4~8 周内）。

③假阴性反应　机体免疫功能低下或抑制（危重结核病、急性传染病、体质极度衰弱、应用糖皮质激素或其他免疫抑制剂）。

④技术误差或所用结核菌素已失效。

46. 小儿原发型结核病的临床特点

（1）原发病灶部位　胸膜下，在肺上叶底部和下叶的上部，以右侧较多见。

（2）一般起病缓慢，有结核中毒症状，体征不明显，婴幼儿易产生压迫症状。

（3）X 线检查　哑铃状少见；支气管淋巴结结核的炎症型、结节型、微小型多见。

47. 小儿结核病的预防

（1）控制传染源。

（2）卡介苗接种　新生儿普种，7 岁、12 岁复种。

（3）预防性化疗　INH 10mg/kg（≤ 300mg/d），6~9 个月，开放性肺结核密切接触史、3 岁以下未接种卡介苗而 PPD 阳性、PPD 新近由阴变阳、PPD 阳性伴结核中毒症状、PPD 阳性新患麻疹或百日咳、PPD 阳性需长期免疫抑制治疗者。

48. 小儿结核病活动性的参考指标

（1）有发热及其他结核中毒症状者。

（2）PPD ≥ 20mm。

（3）小于 3 岁，未接种卡介苗而结核菌素试验阳性；年龄越小活动性可能越大。

（4）排出物中找到结核菌。

（5）X 线检查示活动性原发型肺结核改变者。

（6）血沉加快而无其他原因解释者。

（7）纤维支气管镜检查有明显的支气管结核病变者。

49. 急性肾小球肾炎的临床表现

（1）典型表现

前驱感染：呼吸道感染间歇期平均 10 日；皮肤感染间歇期平均 20 日。

血尿：100% 镜下血尿，50%~70% 肉眼血尿。

蛋白尿：多数小于 3g/d。

水肿：多累及颜面、眼睑，为不可凹陷性。

高血压：多轻、中度增高。

少尿：肾功能一过性不全。

一般以血尿和水肿为首发症状。

（2）并发症

循环充血。

高血压脑病：血压过高 - 脑血管痉挛→脑缺氧水肿，血压 > 140/90mmHg 伴视力障碍（一过性失明、复试）、惊厥、昏迷三项之一者即可诊断，解除高血压后迅速缓解。

急性肾功能不全。

50. 急性肾小球肾炎的治疗

（1）清除残余病灶　青霉素肌内注射 10~14 日。

（2）对症治疗　主要针对水钠潴留，对血尿蛋白尿无效；治堵不治漏。

①卧床、限盐、利尿、降压。

②卧床休息 2~3 周（本身就循环充血，活动加大心脏的负担，至浮肿消退、血压及肾功能正常、肉眼血尿消失）。待血沉正常，尿常规明显好转可上学，但须避免体力活动（尿红细胞正常后才可以恢复体力活动）。

③限制钠盐的摄入（根据水肿及高血压情况定）。

④利尿（氢氯噻嗪，呋塞米）、降压（硝苯地平，口服或舌下含服）。

（3）严重病例的治疗

①循环充血（利尿，没有强心的必要）。

②高血压脑病（降压首选硝普钠迅速降压，呋塞米利尿、止惊、降颅压）。

③急性肾功能不全（透析）。

51. 急性肾小球肾炎的诊断要点

（1）学龄儿童多见。

（2）1~3 周前有呼吸道或皮肤感染史。

（3）急性起病，如水肿、血尿、高血压。

（4）尿中大量红细胞、轻中度蛋白尿、可见管型。

（5）抗链 O 抗体升高，血清补体一过性下降。

（6）并发症，如循环充血状态、高血压脑病、急性肾衰竭。

52. 肾病综合征的诊断标准

（1）大量蛋白尿 ≥ +++ 或每 24 小时 ≥ 50mg/kg。

（2）低蛋白血症 小于 30g/L。

53. 肾病综合征的分型

（1）具有以下特征之一的为肾炎型 肾小球性血尿（2 周连续 3 次大于 10/HP）、激素治疗前有高血压、血容量充足的前提下发生氮质血症、低补体血症。

（2）不具有上述特征的为单纯型。

54. 肾病综合征的治疗

（1）一般治疗 适当休息、低盐（3~5g/d）、低脂、限蛋白（尿蛋白阳性时每日 1g/kg）、利尿（高度浮肿时才用）。

（2）特异治疗

①糖皮质激素 起始每日 2mg/kg，每日小于 60mg，每日 3 次；8 周看疗效。

②激素耐药、激素依赖、勤复发者可同时使用免疫抑制剂。

（3）对症治疗 防止骨质疏松、预防感染、抗凝（白蛋白小于 20g/L）。

55. 血尿来源的鉴别

（1）尿沉渣异常形态大于 80% 提示肾小球源性、小于 80% 提示非肾小球源性。

（2）尿红细胞小于 72fl、呈小细胞分布提示肾小球源性。

（3）尿沉渣见到肾小管上皮、红细胞管型提示为肾性。

（4）镜下血尿 + 尿蛋白大于 500mg/d、肉眼血尿 + 尿蛋白大于 990mg/d 提示肾性。

56. 小儿泌尿系感染的常见病原体 多为阴性杆菌，如大肠埃希菌、变形杆菌、铜绿假单胞菌，尿路畸形和功能异常是促使泌尿道感染发生和复发的因素。

57. 小儿泌尿系感染的治疗

（1）抗生素　下尿路感染用药1周，上尿路感染用药2周。

（2）纠正尿路畸形。

58. 小儿泌尿系感染的临床表现

（1）新生儿　多为败血症的一部分。

（2）婴幼儿　全身症状重，局部刺激症状轻。

（3）年长儿　与成人相同。

①上尿路感染　发热、肾区叩痛。

②下尿路感染　尿频、尿痛、尿急。

59. 先天愚型的临床特点

（1）特殊愚钝面容　头小、脸圆而扁、眼距宽、眼裂外上斜、内眦赘皮、鼻梁低。

（2）智能低下。

（3）体格发育迟缓。

（4）伴发畸形　50%伴有各类先心病、易伴消化道畸形。

60. 先天愚型的染色体分型

（1）标准型　47，XX，+21；47，XY，+21。

（2）易位型　46，XX，−14，+t（14q，21q）；46，XY，−14，+t（14q，21q）。

（3）嵌合型　47XX/46XX，+21；47XY/46XY，+21。

61. 先天愚型的预防

（1）提倡适龄生育　大于35岁发生率迅速提高，年龄过小易发生易位性的。

（2）孕妇常规三联筛查　甲胎蛋白↓游离雌三醇↓游离人绒毛膜促性腺激素↑，用于妊娠15~21周。

（3）产前羊水检查指征　第一胎为21−三体、母年龄大于35岁、母为嵌合体、父母之一为平衡易位携带者。

62. 苯丙酮尿症的发病机制

（1）典型苯丙酮尿症　肝细胞缺乏苯丙氨酸羟化酶，不能使苯丙氨酸代谢为酪氨酸，血中苯丙氨酸浓度升高，通过转氨酶代谢为苯丙酮酸，这些可对脑组织造成损伤。同时，使甲状腺素、肾上腺素、黑色素三种激素不足。

（2）合成辅酶四氢生物蝶呤缺乏型苯丙酮尿症　辅酶四氢生物蝶呤是芳香族氨基酸代谢的共同辅酶，合成辅酶四氢生物蝶呤缺乏不仅导致苯丙氨酸不能氧化为酪氨酸，而且导致<u>多巴胺、5-羟色胺</u>等神经递质合成的受阻，<u>神经损害更为严重</u>，症状更重、治疗更困难。

63. 苯丙酮尿症的临床表现

（1）<u>出生时正常</u>，1~3 个月后出现呕吐、喂养困难等。

（2）神经系统　<u>智力发育迟缓、神经精神异常</u>。

（3）<u>生后头发渐变黄，皮肤变白</u>（黑色素不足），婴儿期湿疹重。

（4）<u>尿和汗有鼠尿味</u>（苯乙酸）。

（5）大多数表现可逆，但智力发育落后很难改变。

64. 如何诊断苯丙酮尿症

（1）Gurthrie 试验　<u>哺乳 72 小时后的新生儿，血标本苯丙氨酸浓度 > 2mg/dl 为阳性</u>，重复仍为阳性时应进行确诊试验（测定血苯丙氨酸浓度）。

（2）门诊筛查　<u>尿 $FeCl_3$ 及 2, 4 二硝基苯肼试验</u>。

（3）血苯丙氨酸 / 酪氨酸浓度测定　<u>苯丙氨酸 > 20mg/dl，酪氨酸低于正常</u>，诊断苯丙酮尿症；苯丙氨酸 4~20mg/dl，为高苯丙氨酸血症，需作苯丙氨酸负荷试验。

（4）苯丙氨酸负荷试验　给苯丙氨酸负荷量后，若苯丙氨酸 > 20mg/dl，诊断为苯丙酮尿症。

65. 幼年类风湿的分类

（1）全身型　男女比例近似，发病于任何年龄。

发热：特征表现；弛张高热，可以自然缓解，热退后活动如常，常复发。

皮疹：特征表现；<u>多形性红色斑丘疹</u>，任何部位，随体温升降时隐时现。

关节肌肉症状：<u>典型的关节炎或关节痛</u>，发热时疼痛更明显。<u>肝脾肿大及淋巴结肿大</u>（发热时严重）。

<u>胸膜炎、心包炎</u>。

（2）多关节型　女孩多于男孩，<u>慢性、对称性、多发性关</u>

节炎，受累关节 ≥ 5 个。

关节表现：先累及大关节，肘、腕、膝、踝。表现关节肿、触痛、发热和关节活动受限，常有晨僵，但是一般不红，渐累及小关节、颈椎，全身症状较轻。

类风湿因子阳性：多发于 8 岁以后，关节症状重，多有关节畸形。

类风湿因子阴性：发病于任何年龄，症状轻，关节强直变形较少。

（3）少关节型 受累关节 ≤ 4 个，膝、肘大关节多发，常为非对称性。

少关节 I 型：小女孩多见，较少发生关节畸形。可发生慢性虹膜睫状体炎，部分可能发展为多关节受累。

少关节 II 型：大男孩多见，常有家族史，HLA-B27 阳性，急性自限性虹膜睫状体炎，可发展为强直性脊柱炎。

66. 幼年类风湿的诊断标准

（1）发病年龄在 16 岁以下。

（2）病程在 6 周以上。

（3）1 个或几个关节炎症，表现为关节肿胀或积液，以及具备 2 种以上体征 关节活动受限、关节活动时疼痛或触痛及关节局部发热。

（4）根据发病最初 6 个月临床表现确定类型：全身型；多关节型；少关节型。

（5）除外其他类型幼年关节炎。

67. 过敏性紫癜的临床特点

（1）发病前 1~3 周常有上呼吸道感染史。

（2）单纯型 主要表现为皮肤紫癜，主要局限于四肢尤其是下肢伸侧和臀部；成批反复发生，对称部分，时好时坏。

（3）腹型 除皮肤紫癜外，消化道黏膜和腹膜脏层毛细血管受累产生消化道症状，腹痛最明显，有时酷似急腹症；恶心、呕吐、呕血、便血、腹泻也可发生，腹部压痛（＋）、反跳痛（－）、肌紧张（－）。

（4）关节型 除皮肤紫癜外，关节部位血管受累出现关节肿胀、疼痛、压痛、活动受限，无红热，多见于大关节，游走性受累，不留畸形。

（5）肾型 皮肤紫癜，血尿、蛋白尿、管型尿、血压升高；少数发展为慢性肾炎和肾病综合征。

68. 过敏性紫癜的治疗

（1）对症治疗 注意休息、防止感染、消化道出血者禁食。

（2）病因治疗 脱离过敏源，使用抗组胺药物、激素、免疫抑制剂、雷公藤多苷等。

（3）改善血管通透性 使用维生素C、芦丁。

（4）预防肾炎 肝素抗凝。

69. 小儿腹泻的诊断

（1）根据发病季节、年龄、病史、临床表现、大便性状作出临床诊断（是或不是）。

（2）判断有无脱水，酸中毒，水、电解质紊乱（有没有合并症）。

（3）病因诊断 喂养不当，肠道内、外感染。

（4）病原诊断（如果是感染导致的）大便培养、血清学检测。

70. 腹泻分类

（1）急性腹泻 病程小于2周，迁延性腹泻病程2周~2个月，慢性腹泻病程大于2个月。

（2）轻型腹泻 无脱水及全身中毒症状。

（3）重型腹泻 发热等全身中毒症状；水、电解质紊乱，酸碱失衡。

71. 小儿腹泻补液

（1）补液原则 先快后慢、先浓后淡、先盐后糖（糖的张力由于氧化维持不住）、见尿补钾、见痉补钙。

（2）补液分步 累积损失、继续丢失、生理需要。

（3）补液三定 定量（脱水程度）、定性（脱水性质）、定时（补液速度）。

72. 如何判断脱水程度

临床表现	轻度	中度	重度
失水量/体重	小于5%	5%~10%	10%以上
一般状况	精神稍差	萎靡烦躁	昏迷、惊厥、休克
皮肤黏膜	弹性还好	干燥弹性差	极干燥，弹性极差
前囟、眼窝	稍凹陷	明显凹陷	深凹
尿量	略少	明显减少	极少或无尿
循环状态	无改变	四肢稍冷，心率快	四肢厥冷，皮肤发花

73. 如何判断脱水性质

临床表现	低渗性脱水	等渗性脱水	高渗性脱水
血钠	小于130mmol/L	130~150mmol/L	大于150mmol/L
精神	极度萎靡	萎靡烦躁	兴奋、激惹、昏迷
口渴	早期不明显	一般	早期、烦渴（抢水）
尿量	早期不减少	减少	早期明显减少
皮肤	湿冷、弹性极差	干燥、弹性差	干燥、弹性正常
循环	早衰竭、严重	重症有衰竭	一般不衰竭

74. 补液量和速度

	轻度	中度	重度
第一日补液总量（ml/kg）	90~120	120~150	150~180
累积损失（ml/kg）	50	50~100	100~120
累积损失时间	8~12小时	8~12小时	8~12小时
继续丢失（ml/kg）	10~40	10~40	10~40
生理需要（ml/kg）	60~80	60~80	60~80
时间	12~16小时	12~16小时	12~16小时

75. 补液的液体如何选择

	低渗性脱水	等渗性脱水	高渗性脱水
累积损失	2/3 张	1/2 张	1/3~1/5 张
继续丢失	1/2~1/3 张	1/2~1/3 张	1/2~1/3 张
生理需要	1/5 张	1/5 张	1/5 张

76. 如何扩容

（1）如果是**重度脱水**，在补液之前先扩容，如重度**代谢性酸中毒**，同时纠酸。

（2）定量　20ml/kg，总量小于 300ml（为累积损失一部分）。

（3）定性　2:1 等张含钠液（2 份生理盐水 +1 份 1.4% 碳酸氢钠）。

酸中毒严重者可用 3 份 1.4% 碳酸氢钠代替。

（4）定时　30~60 分钟内输入。

77. 如何纠酸

（1）**轻度的代谢性酸中毒**在补液后可以自己代偿，pH 小于 7.3 可以补液。

（2）已测定血气　5% 碳酸氢钠（ml）=（-BE）× 0.5 × 体重，因机体可代偿首次补半量。

（3）未测血气　按提高［HCO_3^-］5mmol/L 计算，5% 碳酸氢钠 1ml/kg 可提高［HCO_3^-］1mmol/L。

78. 化脓性脑膜炎常见病原体

脑膜炎双球菌、肺炎链球菌、流感嗜血杆菌占小儿化脑的 2/3。

79. 不同时期化脓性脑膜炎的表现

（1）儿童时期

①**全身中毒症状**　发病急、高热、头痛、呕吐、食欲减退、精神萎靡。

②**颅内压增高的症状**　极度头痛、喷射性呕吐、嗜睡、谵妄、惊厥或昏迷，严重时出现呼吸节律不整、瞳孔改变。

③**脑膜刺激征**　颈项强直、角弓反张、布氏征（+）、克氏

征（+）。

（2）婴儿时期

①由于前囟未闭，颅缝可以裂开，而颅内压增高及脑膜刺激征出现较晚，临床表现可不典型；前囟饱满、布氏征（+）是重要体征。

②病初常出现呼吸道感染，消化道症状继之出现，哭声尖锐、眼神发直、双目凝视、打头、摇头、惊厥是就诊的原因。

（3）新生儿期　表现极不典型，查体可见前囟门张力高，很少有脑膜刺激征，唯有腰穿才能明确诊断。

80．不同类型脑膜炎脑脊液比较

	正常脑脊液	化脓性	结核性	病毒性	真菌性
压力	80~180 mmHg	升高	升高	升高或正常	增高
外观	清亮	浑浊（1~2 小时后出现凝块、沉淀物）	毛玻璃样（12~24 小时后出现薄膜）	清	
白细胞数（个／μl）	成人 0~8 儿童 0~15 淋巴为主	大于 1000 中性粒为主	小于 500 淋巴为主	0 至几百 淋巴为主	小于 500 淋巴为主
蛋白定量	小于 45 mg/dl	明显增加	增加	轻度增加	增高
糖	大于 45 mg/dl	明显降低	降低	正常	降低
氯化物	120~130 mmol/L	降低	明显降低	正常	
其他	阴性	细菌培养（+）	抗酸染色	病毒培养	墨汁染色

81．先天性甲低的临床特点

（1）新生儿和婴儿

①孕期胎动减少、过期分娩、大于胎龄儿。

②生理性黄疸时间延长、加深，嗜睡、少哭、哭声低下、纳差、吸吮力差、体温低、便秘、前囟大、后囟未闭、腹胀、心率慢、心音低钝。

（2）幼儿和儿童

①特殊面容。

②神经系统　智力低下、记忆力注意力差、运动发育迟缓。

③体格发育　身材矮小、躯干长、四肢短、骨发育延迟。

④心血管功能低下　脉搏细弱、心音低钝、心脏扩大。

⑤消化系统　纳差、腹胀、便秘、胃酸减少。

⑥出生 3 天后足根血筛查促甲状腺素，如促甲状腺素大于 20mU/L、T_4 低可以确诊。

82. 小儿造血特点

（1）造血功能不稳定，在外界刺激下发生细胞<u>过度增生（类白血病反应）</u>或过度抑制（急性造血功能停滞）的异常反应，感染、溶血经常是诱因。

（2）淋巴组织发育旺盛，常<u>表现出外周血中淋巴细胞增高及淋巴结肿大</u>。

（3）出生后都是红骨髓，<u>5~7 岁逐渐出现黄骨髓，骨髓贮备力量差</u>。

（4）髓外造血出生 <u>2 个月后停止</u>，但造血需要增加时易出现<u>髓外造血</u>的现象（肝脾淋巴结肿大，外周血出现有核红细胞）。

83. 缺铁性贫血的病因

（1）储备不足　胎儿从母体获得铁最后 3 个月最多，<u>早产、双胎容易发生缺铁</u>。

（2）摄入不足　母乳含铁少而未及时添加含铁多的辅食、年长儿偏食、营养不良，且小儿生长快需要铁量较多，足月儿 1mg/（kg·d）、早产儿 2mg/（kg·d）。

（3）吸收障碍　食物搭配不合理、<u>长期腹泻</u>。

（4）丢失过多　钩虫病导致慢性失血。

84. 缺铁性贫血的临床特点

（1）一般表现　皮肤黏膜苍白、乏力、头晕。

（2）消化系统　食欲减退、异食癖。

（3）神经系统　萎靡不振、烦躁不安、精神不集中、记忆力减退、智力低下。

（4）心血管系统　心率快、心脏扩大、心衰。

（5）辅助检查　小细胞低色素性贫血、血清铁降低、转铁蛋白饱和度降低、总铁结合力升高、铁蛋白降低、红细胞内有利原卟啉升高、骨髓细胞内铁、外铁减少。

85. 缺铁性贫血的治疗

（1）病因治疗　对因治疗（饮食、寄生虫、胃肠道）。

（2）补充铁剂　口服元素铁 4~6mg/（kg·d），生理需要 1mg/（kg·d），同时补充维生素 C 促进铁的吸收，不能与茶同服；慢性腹泻者可肌内注射铁剂，网织红细胞 7 天达到高峰，血红蛋白 2 周后开始上升，1~2 个月恢复，血红蛋白恢复后维持治疗 3 个月（补充储存铁）。

（3）必要时输血。

86. 巨幼细胞性贫血的病因

（1）叶酸缺乏

①摄入不足　母乳喂养未及时添加辅食、食物中缺少新鲜蔬菜。

②药物影响　甲氨蝶呤、苯妥英钠。

③需要量增加。

（2）维生素 B_{12} 缺乏

①摄入不足　孕妇缺乏维生素 B_{12}、母乳喂养未及时添加辅食、素食。

②吸收障碍　内因子缺乏、胃肠道疾病、寄生虫。

③需要量增加。

87. 麻疹的分期和皮疹特点

（1）潜伏期　平均 10 天左右。

（2）前驱期　3~4 天，显著的症状是发热、上呼吸道感染症状和畏光、结膜充血及麻疹黏膜斑。

（3）出疹期　发热 3~4 天出现皮疹，自耳后、发际及颈部开始，然后自上而下波及躯干和四肢。发疹时发热等全身症状也达到极点（疹出热更高）；充血性斑丘疹，疹间皮肤正常。

（4）恢复期　全身症状好转，按照出疹顺序消退，<u>疹退处有麦麸状脱屑，留有棕色色素沉着</u>，经 7~10 天完全消退。

88. 麻疹的预防

（1）控制传染源　一般患者应隔离至出疹后 <u>5 天</u>，若并发肺炎，延至疹后 <u>10 天</u>；易感者接触后检疫应隔离检疫 <u>3 周</u>。

（2）切断传播途径　患者停留过的房间用紫外线照射消毒或通风半小时；患者衣物在阳光下暴晒或用肥皂水清洗。

（3）保护易感人群　主动免疫为给 <u>8~12 个月</u>儿童接种麻疹减毒活疫苗。<u>15~20 个月</u>再接种 1 次，以后学龄前再复种 1 次；被动免疫为接触麻疹后 <u>5 天</u>内肌注丙球。

89. 幼儿急疹的好发年龄和临床特点

（1）6~18 个月小儿，病原体为<u>人类疱疹病毒 –6 型（HHV–6）</u>。

（2）突起发热、无前驱症状，体温突然升高达 39~40℃，<u>持续高热 3~4 天后，体温骤降并同时出现皮疹</u>，为<u>红色粟粒疹</u>，病情很快恢复，预后好。

90. 风疹的临床特点

前驱期短、全身症状轻（低热、轻微呼吸道症）、红色斑丘疹 + 耳后枕部和颈部淋巴结肿大。

91. 水痘的临床特点

（1）在疹前可有轻微发热及食欲减退的前驱症状。多先出现皮疹或同时发热。

（2）<u>皮疹分布特点</u>　呈向心性分布，以躯干、头皮（发际）、颜面多见，四肢远端稀少。初起红色小丘疹或斑疹，然后变成水疱疹，最后干燥结痂，痂皮脱落，不留瘢痕。

（3）<u>由于皮疹成批不断出现，故在一个人身上可同时见到斑疹、丘疹、疱疹和结痂</u>。

（4）<u>A 组乙型溶血性链球菌是主要病原菌，发热、咽峡炎，全身鲜红色皮疹、疱疹和结痂等各期皮疹，是本病的重要特征之一</u>。

92. 猩红热的临床特点

恢复期成片脱皮；少数患者病后 2~3 周发生急性风湿热、肾小球肾炎。

（2）前驱期　骤起发热，咽痛、头痛等全身不适，扁桃体充血肿大，有脓性渗出；草莓舌。

（3）出疹期　发热 1~2 天内出疹，皮疹初见于颈部、腋下、腹股沟处，24 小时内遍及全身。皮疹特点：全身皮肤充血发红，有红色细小丘疹，似鸡皮样密集，疹间无正常皮肤，可见贫血性皮肤划痕征（手压褪色）和帕氏线（皮肤褶皱处皮疹较多形成深色线）。面部潮红，口唇周围苍白，形成"口周苍白圈"，出疹时发热更重。

（4）恢复期　皮疹沿出疹顺序消退，1 周后开始脱皮。

白细胞升高、中性粒升高、咽拭子培养阳性、抗链 O 抗体升高。

第十八章　儿科常用操作

一、骨髓穿刺术

（一）适应证

（1）血液系统疾病诊断及鉴别诊断。

（2）寄生虫病、疟疾、黑热病诊断及鉴别诊断。

（3）骨髓转移瘤诊断及鉴别诊断，长期发热待查鉴别诊断。

（二）操作方法

1. 胸骨穿刺术

（1）体位　患者仰卧位，上背部稍垫高。

（2）穿刺点　胸骨正中线、胸骨角上下各 1~1.5cm 平坦处。

（3）方法　常规消毒铺巾，2% 利多卡因局部麻醉至骨膜下，左手在胸骨两侧固定皮肤，右手持注射器沿中线与胸骨成 45°~60° 角刺入，在胸骨骨膜下 0.5~1cm 处，感空洞感，抽取 0.2~1ml 骨髓液，将针拔出，无菌纱布外敷，并压迫止血。

2. 髂嵴穿刺术

（1）体位　患者仰卧位，腹胀者可侧卧位。

（2）穿刺点　髂前上棘后上方 1~2cm。

（3）方法　常规消毒铺巾，2% 利多卡因局部麻醉至骨膜下，骨穿针与骨面垂直刺入，当穿刺针接触到骨质后则左右旋转，缓缓钻刺骨质，当感到阻力消失，用注射器缓慢抽吸 0.2~1ml 骨髓液，抽吸完毕，插入针芯，拔出骨穿针，无菌纱布外敷，并压迫止血。

3. 胫骨穿刺术（新生儿或小婴儿常选择）

（1）体位　患儿取仰卧位。

（2）穿刺点　胫骨前内侧面相当于胫骨粗隆水平下 1cm 的前内侧。

（3）方法　常规消毒铺巾，2% 利多卡因局部麻醉至骨膜下，穿刺针与骨干长径成 60° 角刺入，稍用压力并作轻度旋转，使针穿过骨膜，当阻力减低时，用注射器缓慢抽吸 0.2~1ml 骨髓液，抽吸完毕，插入针芯，拔出骨穿针，无菌纱布外敷，并压迫止血。

（三）注意事项

凝血功能异常患儿禁忌骨穿；胸骨柄穿刺不可垂直进针，不可用力过猛；抽吸骨髓液时，逐渐加大负压；作细胞形态学检查时，抽吸量不宜过多。

二、腰椎穿刺术

（一）适应证

（1）取脑脊液明确诊断，或观察疗效。

（2）需鞘内注药治疗。

（3）颅压高需放液治疗。

（二）操作方法

1. 体位　患儿取左侧卧位，背靠床缘，颈和两腿前屈，右手从两腿间伸到左膝后。助手面向患儿，右臂从患儿颈后绕过，右手拉住患儿伸到膝后的右手，左手按在患儿臀部，使脊柱前屈，背与桌面垂直。

2. 穿刺点　一般为 3~4 或 4~5 腰椎间隙（新生儿选择 4~5 腰椎间隙）。

3. 方法　常规消毒铺巾，2％利多卡因逐层麻醉至棘间韧带，左手固定穿刺部位皮肤，右手将穿刺针沿针头略指向患儿头端，徐徐推进。当感到进针阻力突然消失时，即表示针头已穿过韧带与硬膜而进入蛛网膜下腔。拔去针芯放出适量脑脊液并测定脑脊液压力。术后嘱患儿平卧 4~6 小时。

（三）注意事项

（1）颅压明显升高、休克、衰竭或濒危患者，局部皮肤（穿刺点附近）有炎症者禁忌腰穿。

（2）穿刺过程中有呼吸、脉搏及面色改变时立即停止腰穿，并予适当处理。

（3）鞘内给药时，应先放出等量脑脊液，然后再给予等量容积的药物注入，避免引起颅内压过高或过低性头痛。

三、胸腔穿刺术

（一）适应证

常用于检查胸腔积液性质、气胸、抽液减压或通过穿刺给药等。

（二）操作方法

1. 体位 较大儿反坐于椅上，两臂交叉在颈前，幼儿宜抱在助手身上，头靠助手前胸，助手一手将患儿穿刺一侧手臂放在患儿头上，另一手按住患儿腰部。

2. 穿刺点 肩胛角下第 7~8 肋间或腋中线 5~6 肋间，或以 B 超定位，沿下肋骨上缘刺入（抽气时在第 2 肋间隙锁骨中线外侧）。

3. 方法 局部消毒，用 2% 利多卡因逐层麻醉，左手固定皮肤，右手持穿刺针，用血管钳夹闭橡胶管，针头斜面向下刺入。感到阻力消失时，即可开始抽液。在每次取下注射器前用血管钳夹住橡皮管，以防空气漏入胸膜腔。

（三）注意事项

（1）严格无菌操作，并防止空气进入。

（2）进针不可太深，避免肺损伤引起液气胸。

（3）抽液过程中密切观察患者反应，如出现胸膜反应时，应立即停止抽液，并进行急救术。

（4）一次抽液不可过多，总量不超过 20ml/ 次。

（5）抽气时应尽量抽尽气体，必要时可行胸腔闭式引流。

四、腹腔穿刺术

（一）适应证

常用于检查腹腔积液性质、抽液减压或通过穿刺给药等。

（二）操作方法

1. **体位**　坐于靠椅上，或平卧稍向左侧倾斜。

2. **穿刺点**　<u>左下腹部，脐与髂前上棘连线上，中 1/3 与外 1/3 相接处。</u>

3. **方法**　按常规消毒，局部以 2% 利多卡因麻醉至腹膜壁层。用穿刺针逐渐刺入腹壁（稍倾斜刺入，以免以后漏液），待感到腹膜壁层已被穿过，针锋阻力消失，即可用针筒抽取腹腔积液。对大量腹腔积液患儿积液不断流出时，应将预先包扎在腹部的多头绷带逐步收紧，以防腹内压力骤减而发生休克。

（三）注意事项

（1）穿刺前需排空膀胱。

（2）放液不宜过快过多，不超过 20~30ml/kg。

（3）若腹腔积液流出不畅，可将穿刺针稍作移动或稍变换体位。

（4）放液前后均应测量腹围、脉搏、血压，观察病情变化。

（5）肝性脑病先兆、结核性腹膜炎有粘连性包块者、非腹腔积液患者均为腹腔穿刺术禁忌证。

五、股静脉穿刺术

（一）适应证

新生儿或小婴儿静脉采血。

（二）操作方法

1. **体位**　取仰卧位，小腿弯曲大腿外展。

2. **穿刺点**　<u>术者以手指触摸腹股沟韧带之下搏动处，股静脉位于搏动处内侧。</u>

3. **方法**　垂直刺入穿刺点皮肤，并持续轻轻抽吸，拔针后局部按压 1~2 分钟，重新消毒 1 次。

（三）注意事项

（1）严格无菌操作。

（2）如抽出为鲜红色血液，提示穿入股动脉，<u>应立即拔出针</u>

头，用无菌纱布持续压迫穿刺处 5~10 分钟，直至无出血为止。

（3）抽血或注射完毕，立即用无菌纱布压迫数分钟，以免引起局部渗血或血肿。

六、桡动脉穿刺术

（一）适应证

取动脉血行血气分析或有创血压监测。

（二）体位

患儿腕部下方垫一棉垫使伸仰约 45°。

（三）穿刺点

触摸桡动脉最大搏动点。

（四）操作方法

局部皮肤消毒后，以消毒的手指定位，右手持针，在腕横纹附近以与桡动脉平行方向与水平面呈 30°~45° 角刺入，有时需微用力先将桡动脉刺穿，再边退边吸，至针筒内有搏动血出现，表明针头已在血管内。取血后按压 5 分钟，局部消毒包扎。

七、脐静脉置管术

（一）适应证

窒息复苏时或急症患儿静脉给药，换血术，中心静脉给药。

（二）体位

仰卧位。

（三）脐静脉

为脐带内 3 条血管中最大者，蓝色、扁形、壁薄、腔大的血管。

（四）操作方法

（1）脐部及其周围严格消毒，并铺无菌巾，用剪刀或刀片在距脐根 1cm 处整齐切断脐带。

（2）使肝素生理盐水充满整个管道系统，不得有气泡。

（3）将插管插入脐静脉，一进腹壁，与水平面呈 60° 向头侧推进。

（4）助手将脐带向尾侧牵拉有助插入。

（5）当管前端进到门静脉窦时可遇到阻力，可将插管退出 1~2cm 再行推进，一般即可通过静脉导管进入下腔静脉。

（6）在脐带切边做荷包缝合并将线绕插管数周后系牢。

（7）在插管上面粘贴胶布，并将缝线刨定于胶布上。

（8）再次局部消毒。

八、气管插管术

（一）适应证

新生儿窒息复苏、急症抢救、胎粪吸入时吸痰，呼吸机辅助通气。

（二）体位

仰卧位，头部置于正中位，颈后垫以棉布卷，使头略向后仰。

（三）操作方法

（1）术者立于患儿头侧，用复苏囊面罩加压给氧 1 分钟，以左手拇、示、中 3 指持喉镜，余两指固定患儿下颌部，喉镜从口腔右边插入并将舌推向左侧，进到会厌软骨处使镜片尖略向上翘，以暴露声门，如以左手小指从颈外按压喉部，更有助于暴露声门。

（2）如有黏液，可以吸出。

（3）右手持气管插管从喉镜右侧经声门插入。

（4）抽出喉镜，拔出管芯，用手固定插管，接上复苏囊，进行正压通气。

（5）助手用听诊器听诊两侧胸部和两腋下，如两侧通气声音相等，两侧胸廓起伏一致，心率回升，面色转红，示插管位置正确。

（6）用线固定插入深度，胶布条绕管1周，并固定线，胶布两端分别贴于上／下唇固定。

（四）注意事项

（1）喉水肿、呼吸道急性炎症及咽喉部脓肿禁忌气管插管。

（2）胸主动脉瘤压迫气管应谨慎插管。

九、鼻胃管插管术

（一）适应证

鼻饲喂养，抽吸胃液做检查，洗胃，胃肠减压。

（二）体位

仰卧位。

（三）管长度测量

<u>耳垂至鼻尖＋鼻尖至剑突之距离。</u>

（四）操作方法

（1）将患儿头朝向一侧，用镊子将鼻饲管由鼻孔送入胃内。

（2）将注射器接上鼻饲管，应先观察有无胃液抽出，并将0.5~1ml 空气注入胃中，在下腹部听诊有无水泡滚动音，核实鼻饲管插入胃内后，用胶布固定，即可按计划进行鼻饲或其他诊疗操作。

（3）喂毕应将鼻饲管末端的塞子塞上或用消毒纱布包上。

（4）喂后使患儿右侧卧或俯卧。

（五）禁忌证

（1）严重的食管静脉曲张。

（2）腐蚀性胃炎、鼻腔阻塞。

（3）食管、贲门狭窄或梗阻。

（4）严重呼吸困难。

十、肛门直肠插管术

（一）适应证

清洁灌肠，肛管排气胃肠减压，直肠给药。

（二）体位

仰卧位。清洁灌肠时头背部加垫一枕头，臀部垫以塑料单。使患儿双腿向腹侧屈曲。

（三）操作方法

（1）用镊子夹住导管前端蘸以石蜡油，从肛门轻轻旋转插入 4~5cm，将管子另一端插入床下水瓶中，可见气泡排出。

（2）清洁灌肠　用注射器吸取预热的生理盐水 20~30ml，接上导管，边插边注入，插入 3~4cm 深，吸出注入液体注入便盆。

（3）术毕拔管，清洁臀部。

十一、导尿术

（一）适应证

（1）尿潴留；留尿培养；留置导尿或观察每小时尿量变化。

（2）盆腔器官手术前准备，或膀胱测压、注入造影剂或探测尿道有无狭窄等。

（二）体位

仰卧、两腿屈膝外展，臀下垫油布或中单。

（三）操作方法

（1）由内向外消毒尿道口及外阴部，男性患者应翻开包皮消毒。

（2）术者戴手套，铺盖无菌洞巾，露出尿道口，男性露出阴茎。

（3）以左手拇、示二指挟持阴茎龟头，并将阴茎提起与腹壁成钝角，女性则分开小阴唇，露出尿道口，右手将涂有无菌石蜡油之导尿管徐徐插入尿道，导尿管开口置于消毒弯盘中，至尿液流出，再进入 2~3cm 即可。

（4）当尿液流出不畅时，轻压膀胱区，尽量使膀胱排空，然后用止血钳夹闭导尿管再徐徐拔出。

（5）如需留置导尿，则以胶布固定导尿管，以防滑脱。

（6）外端以血管钳夹紧，外口以无菌纱布包好，定时排放尿液，或接上无菌塑料袋，挂于床侧。

（四）注意事项

（1）严格无菌操作。

（2）动作要轻柔，若插入时有阻挡感可更换方向再插，男性尿道有2个弯曲，应按解剖特点，变换阴茎位置，以利于插入。

（3）对膀胱过度充盈者，排尿宜缓慢，不宜按压膀胱区，以免骤然降压引起的排尿晕厥。

（4）每5~7天宜更换1次导管，再次插管前应让尿道松弛数小时，再重新插入。

（5）留置导尿超过48h，应定期检查尿液，若出现白细胞尿，应以无菌药液每天冲洗膀胱1次。

十二、吸痰术

（一）适应证

意识不清的已建立人工气道的患者由于呼吸道阻塞，导致呼吸困难；误吸异物。

（二）体位

将患者的头转向一侧，昏迷者可用压舌板或开口器启开。

（三）操作方法

（1）将吸痰管由口颊部插至咽部，在患者吸气时将吸痰管插入气管。

（2）如口腔吸痰有困难，可从鼻腔插入，有气管切开或气管插管者，可直接插入，插入一定深度时，手指按住吸气孔，进行吸痰。

（3）吸痰时动作要轻柔，从深部向上提拉，左右旋转，如此反复直到吸净。

（4）每次插入吸痰时间不超过 15 秒，吸痰后用生理盐水抽吸冲洗吸痰管。

（四）注意事项

（1）行无菌操作。

（2）痰液黏稠，加强雾化、翻身拍背等呼吸治疗。

（3）经气管插管吸痰时，吸痰管深度不应超过气管插管。

儿科学读书笔记 之三分钟记住一种病

一、惊厥

（一）常见病因

（1）感染性病变。

（2）非感染性疾病。

（二）单纯性与复杂性热性惊厥的比较

比较项目	单纯热性惊厥	复杂热性惊厥
发病年龄	6 个月 ~5 岁	任何年龄
发热程度	>38℃	任何温度（可以小于 38℃）
发病时间 / 持续时间	发热后 24 小时内 <20 分钟	病程中任何时间 >20 分钟
发作形式	全身性发作	可以为局灶性发作
发作次数	一次病程发作一次	一次病程发作大于一次
发作后体征	无异常体征	有局限性体征
1 周后的脑电图	正常	不正常

二、维生素 D 缺乏性佝偻病

（一）病因

（1）日光照射不足。

（2）维生素 D 摄入不足。

（二）临床表现

初期	（神经系统兴奋性高）易激惹、夜惊、头部多汗、枕秃
活动期	（1）颅骨软化（<6cm）、方颅（8~9cm）、前囟迟闭、出牙晚 （2）串珠肋（7~10肋明显）、鸡胸、漏斗胸、郝氏沟，多见于1岁左右 （3）手镯、脚镯（>6cm）、O或X形腿（1岁以上） （4）脊柱后凸、侧弯、骨盆畸形 （5）肌肉关节松弛，运动功能发育落后（低血磷导致肌肉糖代谢异常） （6）重症患者神经系统发育迟缓
恢复期	（1）减轻或消失 （2）X线改变：重新出现临时钙化带，骨质密度增加
后遗症期	不同程度的骨骼畸形和运动功能障碍

（三）治疗

（1）维生素D。

（2）钙剂。

三、维生素D缺乏性手足搐搦症

（一）临床表现

（1）典型症状　惊厥（无发热），手足搐搦（助产士手），喉痉挛（呼吸困难、窒息）。

（2）面神经征　轻击颧弓和口角之间的面颊引起眼睑和口角抽动。

（3）腓反射　骤击膝下外侧腓神经可以引起向外侧收缩。

（4）陶瑟征　血压计袖带包裹上臂加压5分钟（收缩舒张压之间），该手痉挛。

（二）诊断

（1）血钙 <7mg/dl。

（2）离子钙 <4mg/dl（离子钙约占总钙的50%，发挥作用的部分）。

（三）治疗

（1）急救处理　控制惊厥（地西泮、水合氯醛）、保持气道通畅、吸氧。

（2）钙剂。

（3）维生素 D。

四、新生儿窒息

（一）概述

生后1分钟无自主呼吸或未能建立规律呼吸而导致低氧血症和混合性酸中毒。

（二）临床表现

1. 宫内窘迫

（1）胎心性　心率 >160 次 / 分或 <100 次 / 分。

（2）胎粪性　羊水被胎粪污染（缺氧时胎儿的肛门括约肌松弛）。

（3）胎动减少　12 小时内小于 10 次。

2. Apgar 评分　0~3 分重度窒息，4~7 分轻度窒息，8~10 分正常。

体征	0 分	1 分	2 分
外观	青紫或苍白	身体红，肢端青紫	全身红
心率	无	<100 次 / 分	>100 次 / 分
反应（弹足底）	无反应	皱眉	哭、喷嚏
肌张力	松弛	四肢略屈曲	四肢活动
呼吸	无	慢而不规则	正常、哭声响亮

（三）复苏方案

A（airway）：保持气道通畅。

B（breathing）：建立呼吸。

C（circulation）：维持循环。

D（drugs）：药物治疗。

E（evaluate）：评估

评估－决策－操作，往复循环。

五、呼吸窘迫综合征

（一）临床表现

（1）生后立即或6小时内出现呼吸窘迫。

（2）呼吸 >60次/分。

（3）发绀、鼻翼扇动、吸气性三凹征、呼气性呻吟。

（4）呼吸困难进行性加重。

（5）出生后2~3天病情最重，由于新生儿的肺也在同时发育，一般3天后会有好转。

（二）治疗

目的是保证通气换气功能，待自身表面活性物质合成，机械通气和表面活性物质替代治疗。

六、新生儿黄疸

（一）新生儿胆红素代谢的特点

（1）胆红素产生多。

（2）与白蛋白结合少。

（3）肝细胞处理胆红素能力差。

（4）肝肠循环增加。

（二）新生儿黄疸的分类

1. 生理性黄疸

（1）单纯由于新生儿胆红素代谢的特殊性引起的黄疸。

（2）生后2~3天出现，4~5天达高峰，足月儿5~7天消退，早产儿7~9天消退一般情况好，无其他临床症状。

（3）血清胆红素：足月儿 <12.9mg/dl，早产儿 <15mg/dl。

2. 病理性黄疸　黄疸出现早、进展快、程度重、持续时间长、褪而复现。

七、新生儿溶血病

（一）分类

1. ABO 溶血

（1）90% 以上母亲血型为 O 型，婴儿以 B 型最常见，其次是 A 型。

（2）ABO 溶血发生与胎次无关，第 1 胎即可发病。

2. Rh 溶血

（1）Rh 溶血多发生在第 2 胎，依胎次增加而加重。

（2）如果母亲有输血史、流产史也可发生在第 1 胎。

（二）临床表现

（1）ABO 溶血除了黄疸（2~3 日出现）以外没有其他表现，非结合型胆红素为主。

（2）Rh 溶血症状较重，黄疸（24 小时内出现迅速加重）、未结合胆红素为主，贫血、心衰、肝脾肿大（髓外造血）、胎儿水肿（由于贫血、心衰、低蛋白血症）。

（3）容易并发胆红素脑病（核黄疸）。早期:嗜睡、喂养困难、反射及肌张力减低。晚期：肌张力增高、凝视、角弓反张、惊厥。后遗症期：听力障碍、眼球运动障碍、智能落后、手足徐动。

（4）胆红素神经毒性作用的影响因素有血胆红素水平的高低、高胆红素的持续时间、胆红素与白蛋白结合的多少。

（三）治疗

（1）光照疗法。

（2）换血疗法。

八、新生儿坏死性小肠结肠炎

（一）临床表现

（1）多见于早产儿和极低出生体重儿。

（2）发病初表现为进食奶量减少、残余奶量增多、腹胀、呕吐、腹泻、血便。

（3）查体　腹胀、可见肠型，腹壁发红，肠鸣音减弱或消失，腹腔积液、气腹。

（4）常见并发症有败血症、肠穿孔、气腹和腹膜炎。

（5）晚期可发展为休克、弥散性血管内溶血、呼吸衰竭，死亡。

（二）治疗

（1）禁食。

（2）补液。

（3）抗生素　不明病原可先用广谱抗生素，根据培养药敏调整，一般不主张口服抗生素。

（4）加强生命体征监护。

（5）外科手术。

九、急性上呼吸道感染

（一）临床表现

一般类型病程 3~5 天。

（1）全身症状　发热、头痛、不适、乏力，可有腹痛、恶心、呕吐，由于发热导致肠痉挛、肠系膜淋巴结炎，局部症状、咳嗽、咽痛、鼻塞、流涕、喷嚏。

（2）婴幼儿全身症状重、年长儿全身症状轻，以局部为主。

（3）体检　咽充血、扁桃体肿大、淋巴结肿大。

（二）治疗

（1）一般治疗　休息、多饮水、呼吸道隔离、预防并发症。

（2）病因治疗　抗病毒药物。

（3）如病情重、继发细菌感染或有并发症，用抗生素 3~5 日。

（4）如溶血链球菌感染或既往风湿热、肾炎病史者，青霉素 10~14 日。

（5）对症治疗　如退热、止惊。

十、急性感染性喉炎

（1）为喉部黏膜急性弥漫性炎症。

（2）以发热、犬吠样咳嗽、声嘶、吸气性喉鸣、吸气性呼吸困难为临床特征。

（3）冬春季为多，婴幼儿多见。

（4）由病毒或细菌感染引起。

十一、急性支气管炎

一般表现	（1）上呼吸道感染的症状 3~4 天后先干后湿的咳嗽（开始为干咳后来有痰，说明气管已经受累），一般无全身症状 （2）症状常于 21 天内缓解 （3）双肺呼吸音粗糙、不固定散在的干湿啰音（咳嗽或改变体位后啰音消失） （4）胸片正常或肺纹理增粗、肺门阴影加深
哮喘性支气管炎	（1）婴幼儿时期有哮喘表现的支气管炎 （2）多见于 3 岁以下，有湿疹或其他过敏史 （3）有哮喘类似的症状，如咳嗽、呼气性呼吸困难、肺部叩诊鼓音，两肺满布哮鸣音及少量粗湿啰音，嗜酸性粒细胞多、IgE 水平升高 （4）有反复发作倾向，多数可痊愈，少数发展为哮喘

十二、毛细支气管炎

（1）是 2 岁以下婴幼儿特有的（尤其是半岁以内）呼吸道感染性疾病。

（2）临床以呼吸急促、三凹征和喘鸣为主要表现。

（3）病毒感染为主，50% 以上为呼吸道合胞病毒。

十三、支气管肺炎

（一）概述

以发热、咳嗽、气促、呼吸困难及肺部固定湿啰音为共同临床表现。

（二）诊断

（1）临床表现　发热、咳嗽、气促、呼吸困难。

（2）体征　肺部有固定的细湿啰音。

（3）以上就可以确诊了，进一步病原学诊断、有无并发症，判断病情指导治疗。

（三）治疗

抗生素疗程为体温正常后5~7天；临床症状基本消失后3天。

十四、小儿结核病

（一）小儿时期结核病的特点

（1）原发型肺结核（原发综合征及支气管淋巴结结核）；急性粟粒型肺结核；结核性脑膜炎。

（2）多见原发结核，往往有接触史。

（3）发病急、进展快、全身症状重、易发生合并症；对结核菌及其代谢产物敏感性高、易发生血行播散、易侵犯淋巴系统。

（4）不治疗，短期恶化；及时治疗，恢复快。

PPD 阳性反应的意义	PPD 阴性反应的意义
（1）接种卡介苗后；曾感染过结核 （2）强阳性反应表示体内有活动性结核病 （3）婴幼儿、未接种卡介苗者表示有新的结核病灶；（年龄越小、意义越大） （4）由阴性转为阳性、反应强度由原来的 <10mm 增至 >10mm，增加幅度 >6mm，表示新近有感染	（1）未感染过结核 （2）结核变态反应前期（初次感染后4~8周内） （3）假阴性反应　机体免疫功能低下或抑制（危重结核病、急性传染病、体质极度衰弱、应用糖皮质激素或其他免疫抑制剂） （4）技术误差或所用结核菌素已失效

（二）治疗

治疗原则	早期、规律、全程、适量、联合
杀菌药物	（1）全效杀菌药：异烟肼（INH）、利福平（RFP） （2）半效杀菌药：链霉素（SM）碱性环境中、活跃、细胞外结核；吡嗪酰胺（PZA）酸性环境中、细胞内结核
抑菌药物	乙胺丁醇（EMB）、乙硫异烟胺（ETH）
化疗方案	（1）标准疗法：适用于无明显自觉症状原发型肺结核，异烟肼、利福平、乙胺丁醇9~12个月 （2）两阶段疗法：适用于严重结核病（活动性原发型肺结核、急性粟粒型肺结核，结脑） 强化治疗阶段：联用杀菌药3~4种，迅速杀灭、防耐药株 巩固治疗阶段：联用2种药，防复发 （3）短程疗法：6个月，如吡嗪酰胺无效改为9个月，6种方案

十五、急性链球菌感染后肾小球肾炎

（一）诊断要点

（1）学龄期儿童多见。

（2）1~3周前有呼吸道或皮肤感染史。

（3）急性起病，如水肿、血尿、高血压。

（4）尿中大量红细胞、轻中度蛋白尿，可见管型。

（5）抗链O升高，血清补体一过性下降。

（6）合并症　循环充血状态、高血压脑病、急性肾衰。

（二）治疗

（1）清除残余病灶。

（2）对症治疗。

（3）严重病例的治疗

①循环充血　利尿，没有强心的必要。

②高血压脑病　降压首选硝普钠迅速降压、呋塞米利尿、

止惊、降颅压。

③急性肾功能不全　透析。

十六、肾病综合征

（一）临床表现

（1）3~5 岁为发病高峰。

（2）高度水肿（可凹性）为最早出现的症状，先出现于眼睑，以后遍及全身，晚期可有胸腔积液和腹腔积液。

（3）少尿、尿色变深，与血容量降低有关。

（4）大便次数多　肠黏膜水肿。

（5）蛋白质营养不良，面色苍白、皮肤干燥、毛发干枯、指甲横纹等。

（二）诊断标准

（1）大量蛋白尿　≥ +++ 或每 24 小时尿蛋白≥ 50mg/kg。

（2）低白蛋白血症　< 30g/L。

（三）临床分型

1. 肾炎型　具有以下特征之一的是肾炎型。

（1）肾小球性血尿（2 周连续 3 次 >10/ 高倍视野）。

（2）激素治疗前有高血压。

（3）血容量充足的前提下发生氮质血症。

（4）低补体血症。

2. 单纯型　不具有上述特征的是单纯型。

（四）治疗

1. 一般治疗　适当休息；饮食。

2. 特异治疗　糖皮质激素；注意抗凝。

十七、IgA 肾病

（1）系膜区 IgA 或 IgA 沉积为主的肾小球疾病，是肾小球性血尿最常见的原因；临床表现各异，几乎都有血尿；上呼吸道感染后突发突止肉眼血尿，或转为镜下血尿；血尿反复发作；也可以表现为孤立性血尿。

（2）实验室检查无特异性，以变形 RBC 为主、尿检、B 超、24 小时尿蛋白定量。

（3）必须免疫病理学诊断（系膜区 IgA 为主的颗粒样沉积）肾活检。

（4）除外继发性 IgA 肾病、紫癜、狼疮、乙肝（CH50、C3、ANA、ANCA、HBV、Ig、乙肝五项）。

十八、薄基底膜肾病（家族性良性血尿）

（1）多数有阳性家族史。

（2）临床表现　各年龄组，良性无症状血尿（多数持续镜下血尿，亦可肉眼血尿；肾小球性血尿，可伴有轻度蛋白尿或高血压），一般肾功能正常。易患其他肾小球疾病。

（3）确诊　电镜下基底膜均匀菲薄，光镜及免疫荧光阴性肾活检。

（4）需要除外早期的 Alport 综合征。

十九、Alport 综合征

（1）主要临床特点　男孩多见；肾小球性血尿、神经性耳聋、进行性肾功能减退；可伴蛋白尿，眼部异常。

（2）诊断　电镜下基底膜致密层薄厚不均、分层、断裂；抗 α 链（IV）抗体染色示 α3、α4、α5 链均阴性；EBM 中 α5 链阴性。肾活检。

二十、轻度系膜增生性肾炎

（1）多为各种感染后肾炎的恢复期。

（2）临床表现　肾小球性血尿。

（3）病理　光镜下轻度系膜增生；免疫荧光下少许免疫复合物沉积。

（4）注意随访，无特异治疗。

二十一、左肾静脉受压综合征

1. 原因　左肾静脉系统淤血并与尿的收集系统间发生异常交通（左肾静脉出肾后行走于腹主动脉与肠系膜上动脉的夹角中而后进入下腔静脉。）

2. 临床　青春期儿童多见；非肾小球性血尿（镜下或肉眼，持续或反复），直立性蛋白尿。

3. 拟诊　仰卧位时左肾静脉直径在夹角前后相差 2 倍以上。

4. 确诊　脊柱后伸位时左肾静脉直径在夹角前后相差 4 倍以上；膀胱镜下见血尿来自左输尿管一侧。

5. 注意　非排他性诊断；血尿 + 蛋白尿者多为隐匿性肾炎。

6. 预后　良好，长期随访，无特异治疗。

二十二、特发性高尿钙症

（1）**临床表现**　非肾小球性血尿（微结石损伤肾小管，镜下或肉眼，持续或反复）。

（2）**诊断**　血钙正常，尿钙升高（即时尿钙 / 肌酐 >0.21 拟诊，24 小时尿钙 >4mg/kg 确诊）。

（3）**钙负荷试验**　试验前 1 周低钙饮食（≤ 300mg/d），试验日收集 2 小时空腹尿（标本 U_1– 血钙低），正常早餐，同时口服葡萄糖酸钙（元素钙 $1g/1.73m^2$），收集 4 小时尿液（标本 U_2– 血钙高）。两个标本分别做 UCa/Cr，正常值 $U_1Ca/Cr < 0.21$，$U_2Ca/Cr < 0.27$。

（4）**吸收型**（U_1 正常，U_2 升高），漏出型（U_1、U_2 均升高）。

二十三、21- 三体综合征

（1）随孕妇年龄增加而发病率提高。

（2）细胞遗传学特征是 21 号染色体 3 体性。

（3）主要特征为智力落后、特殊面容、体格发育落后、常伴有多发畸形。

二十四、苯丙酮尿症

（一）临床表现

（1）出生时正常（母体代替胎儿代谢）。1~3 个月后出现呕吐、喂养困难等。

（2）生后头发渐变黄，皮肤变白（黑色素不足），婴儿期湿疹重。

（3）4~9 个月期间出现智力发育迟缓（不可逆）。

（4）1/4 患儿在 18 个月之内出现癫痫，其他常见神经精神异常有多动、易激惹、肌张力高、震颤、反射亢进等。

（5）尿和汗有鼠尿味（苯乙酸）。

（6）大多数表现可逆，但智力发育落后很难改变。

（二）治疗

（1）治疗指征　血苯丙氨酸 > 10mg/dl。

（2）治疗时间　严格饮食疗法至少持续至 8 岁，有条件最好治疗至青春期。

（3）婴儿　停止母乳 / 牛乳喂养，改低苯丙氨酸奶方。

（4）> 1 岁儿童　无苯丙氨酸奶方 + 严格控制其他饮食（低苯丙氨酸食物）。

（5）监测苯丙氨酸血浓度，使维持在 2~10mg/dl；定期评估生长发育和智能发育。

二十五、先天性甲状腺功能减退

（一）临床表现

新生儿和婴儿	幼儿和儿童
（1）孕期胎动减少、过期分娩、大于胎龄儿 （2）生理性黄疸时间延长、加深、嗜睡、少哭、哭声低下、食欲不振、吸吮力差、体温低	（1）特殊面容 （2）神经系统：智力低下、运动发育迟缓等 （3）体格发育：身材矮小、躯干长、四肢短、骨发育延迟

新生儿和婴儿	幼儿和儿童
（3）便秘、前囟大、后囟未闭、腹胀、心率慢、心音低钝	（4）心血管功能低下：脉搏细弱、心音低钝、心脏扩大 （5）消化系统：食欲不振、腹胀、便秘、胃酸减少

（二）辅助检查

（1）甲状腺功能 出生 3 天后足根血筛查促甲状腺素 TSH，如 TSH>20mU/L、T_4 低可以确诊。

（2）骨龄测定 甲低患者骨化中心出现延迟，管状骨和扁骨的髓腔狭小而皮质增厚，治疗后此特征消失。

（3）TRH 兴奋试验 对于 TSH 不高的甲低患者给予促甲状腺素释放激素 TSH，如 TSH 升高病变位于下丘脑，TSH 不升高病变位于垂体。

（4）母亲 TSH 正常、羊水 TSH 高、羊水 rT_3 降低可拟诊胎儿甲低。

二十六、先天性卵巢发育不全综合征

（一）临床表现

先天性卵巢发育不全综合征（Turner 综合征）主要临床特征如下。

（1）生长迟缓，身材矮小（成人期身高 135~140cm）。

（2）颈短或有颈蹼，后发际低。

（3）盾形胸，乳头间距宽。

（4）多痣和肘外翻。

（5）青春期无性征发育、原发性闭经、外生殖器呈幼稚型，婚后不育。

（6）患者常伴有其他先天畸形，如主动脉瓣缩窄。

（7）肾脏畸形（马蹄肾、易位肾等），指（趾）甲发育不良，第 4、5 掌骨较短、胫骨前突如镰刀状等。

（8）新生儿期即呈现身长、体重落后，颈部皮肤松弛，手足背先天性淋巴性水肿。

（9）大多数患儿智能正常，但也有的学习能力较差。

（二）诊断

（1）患儿血清雌二醇水平低，滤泡刺激激素（FSH）、黄体生成素（LH）明显增高。

（2）性染色质检查为阴性。

（3）确诊必须做染色体检查。

二十七、肝豆状核变性

（一）临床表现

神经系统症状	（1）突出表现为锥体外系症状，肢体舞蹈样、手足徐动样动作 （2）肌张力障碍、表情怪异，静止性、意向性、姿势性震颤 （3）肌强直、运动迟缓、构音障碍、吞咽困难、屈曲姿势、慌张步态 （4）还可有皮质、小脑、锥体系、下丘脑损害
肝脏症状	（1）非特异性慢性肝病表现 （2）乏力、纳差、肝区疼痛、肝大或小、脾大、黄疸、腹腔积液、蜘蛛痣、上消化道出血、肝昏迷
眼部症状	K-F环是重要体征，由于铜沉积于角膜后弹力层导致，多为双眼
其他	（1）皮肤色素沉着，以面部和双小腿伸侧明显 （2）铜离子在肾小管沉积导致近端小管重吸收功能不良

（二）辅助检查

（1）血清铜蓝蛋白降低是诊断本病的重要依据。

（2）90%患者血清铜降低，但与病情严重程度无关。

（3）大多24小时尿铜含量显著增高。

（4）头颅 CT 或 MRI，多见脑萎缩、基底节低密度灶。

（三）治疗

原则为低铜饮食、药物减少铜吸收并增加铜排出（青霉胺）。

二十八、幼年类风湿

（一）临床分型

1. 全身型　发热、皮疹、关节痛、肝脾淋巴结肿大。

2. 多关节型　女孩多于男孩，慢性、对称性、多发性关节炎，受累关节 ≥ 5 个。

3. 少关节型　受累关节 <5 个，膝、肘大关节多发，常为非对称性。

（二）诊断标准

（1）发病年龄在 16 岁以下。

（2）病程在 6 周以上。

（3）1 个或几个关节炎症，表现为关节肿胀或积液，以及具备以下 2 种以上体征：关节活动受限、关节活动时疼痛或触痛及关节局部发热。

（4）除外其他类型幼年关节炎。

（5）根据发病最初 6 个月临床表现确定类型。

（三）治疗

（1）NSAID 类。

（2）改变病情的药物（DMARDs）。

（3）糖皮质激素。

二十九、过敏性紫癜

（一）概述

（1）一种以小血管炎为主要病理改变的全身性血管炎综合征。

（2）好发于儿童和青少年。平均发病年龄为 5~6 岁、发病高峰为 3~17 岁，春秋季发病多。

（3）全身多系统损害（皮肤、关节、消化道、肾脏），非血小板减少性紫癜、关节肿痛、腹痛、便血、血尿、蛋白尿，预后大多良好。

（二）治疗原则

（1）祛除病因　避免接触过敏原，抗过敏（抗组胺药）。

（2）对症治疗。

（3）糖皮质激素和免疫抑制剂激素对腹型过敏性紫癜最有效，表现为肾病或急性肾炎者可用激素冲击治疗，重症肾损害者可合用免疫抑制剂。

（4）抗凝　小剂量肝素（预防紫癜肾炎），阿司匹林、双嘧达莫。

三十、风湿热

（一）诊断标准

（1）在证实链球菌感染的前提下 2 项主要表现或 1 项主要表现加 2 项次要表现。

（2）主要表现　关节炎、心脏炎、舞蹈病、环形红斑、皮下结节。

（3）次要表现　关节痛、P–R 间期延长、发热、血沉加快、C– 反应蛋白升高，有风湿热既往史。

（二）治疗

（1）卧床休息。

（2）清除链球菌，青霉素治疗 2 周。

（3）抗炎治疗。

（4）对症治疗。

三十一、川崎病

（一）诊断标准

发热 5 天以上，伴有下列 5 项临床表现中 4 项者，排除其他疾病后，即可诊断为川崎病。

（1）四肢变化　急性期掌跖红斑，手足硬性水肿。

（2）多形性红斑。

（3）眼结合膜充血，非化脓性。

（4）唇充血皲裂，口腔黏膜弥漫充血，舌乳头呈草莓舌。

（5）颈部淋巴结肿大。

（二）治疗

（1）阿司匹林。

（2）静脉注射丙种球蛋白（IVIG）。

（3）糖皮质激素。

三十二、轮状病毒肠炎

（1）秋冬季发病，多见于 6 个月 ~2 岁儿童。

（2）发病初就有呕吐，蛋花汤样、水样便。

（3）自限性病程 3~8 天。

三十三、大肠埃希菌肠炎

1.产毒性、致病性、黏附性　多见于夏季，类同轮状病毒肠炎，自限性病程 3~7 天、镜检无白细胞、粪便有霉臭味。

2.出血性　血便，镜检大量红细胞、常无白细胞。

3.侵袭性　类似痢疾，发病急、高热、黏胨样含脓血便、腥臭味，伴有恶心、呕吐、腹痛、里急后重，可出现严重中毒症状，甚至休克，镜检大量白细胞和多少不等的红细胞。

三十四、鼠伤寒沙门菌小肠结肠炎

易在新生儿室暴发流行，大便性状多样（稀糊、黏液、脓血）。

三十五、抗菌药物诱发肠炎

1.伪膜性小肠结肠炎　海蓝样便带伪膜。

2. 金黄色葡萄球菌肠炎 暗绿色黏液稀便、腥臭，便镜检见大量脓球、成簇革兰阳性球菌，培养葡萄球菌阳性、凝固酶阳性。

3. 真菌性肠炎 由白色念珠菌导致，大便中可见豆腐渣样细块，镜检可见孢子和菌丝。

三十六、先天性心脏病

（一）室间隔缺损

1. 症状

（1）轻者无症状，呼吸道容易感染，活动后心悸、气短、生长迟缓、面色苍白。

（2）肺动脉高压后症状有缓解，但发生青紫。

2. 体征

（1）胸骨左缘 3/4 肋间响亮的全收缩期杂音，常伴震颤。

（2）P_2 亢进（肺血多）；P_2 分裂明显（左心室有 2 个流出道，排血更快了）。

（3）肺动脉高压后分流减少，杂音变弱了。

（二）房间隔缺损

1. 症状

（1）缺损小的无症状，多在成人期发现症状。

（2）易疲劳、频发呼吸道感染。

（3）活动后心悸、气短。

2. 体征

（1）胸骨左缘 2/3 肋间收缩期喷射性柔和杂音，无震颤。

（2）P_2 亢进、固定分裂。

（3）婴幼儿早期右心压力高，杂音不明显。

（三）动脉导管未闭

1. 症状 导管细可无症状；咳嗽、气短、心悸；乏力、多汗；差异性紫癜。

2.体征

（1）胸骨左缘 2/3 肋间有 3~4 级粗糙的连续的机器样杂音。

（2）有震颤；P_2 亢进；周围血管征阳性。

（3）出生时肺循环压力高，杂音不明显。

（四）法洛四联症

1.右心室流出道梗阻 以漏斗部狭窄多见。

2.室间隔缺损 多见高位膜部缺损。

3.主动脉骑跨 骑跨于左右心室之上。

4.右心室肥厚 肺动脉狭窄后结果。

三十七、化脓性脑膜炎

（一）概述

（1）由各种化脓性细菌引起的脑膜炎症，通称为化脓性脑膜炎，简称化脑。

（2）冬春季好发。

（3）临床以发热、头痛、呕吐、嗜睡或惊厥为表现，脑膜刺激征及脑脊液改变为其特点。

（4）其中脑膜炎双球菌所致的脑膜炎称为流行性脑脊髓膜炎。

（5）鉴别诊断

	化脓性脑膜炎	结核性脑膜炎	病毒性脑膜炎
脑脊液压力	升高 （90~180mmH$_2$O）	升高	升高或正常
外观	浑浊（1~2 小时后出现凝块、沉淀物）	毛玻璃样（12~24 小时后出现薄膜）	清
白细胞数	多 >1000×10^6/L（粒）	<500×10^6/L（淋）	0 至几百×10^6/L（淋）

	化脓性脑膜炎	结核性脑膜炎	病毒性脑膜炎
蛋白定量(脑表面血管通透性增加,蛋白漏出进入CNS)	明显增加（20~45mg/dl）	中度增加	正常或轻度增加
糖（细菌酵解消耗）	明显降低（45~80mg/dl）	降低不如化脑	正常（病毒不用）
氯化物	正常或降低（120~130mmol/L）	明显降低	正常
其他	细菌培养	抗酸染色	病毒培养

（二）治疗

（1）抗生素。

（2）糖皮质激素。

（3）对症处理。

（4）并发症的治疗。

三十八、脊髓灰质炎

分为无症状型、顿挫型、无瘫痪型、瘫痪型。

前驱期	发热、上呼吸道感染和胃肠炎表现，多数持续1~4天，病情不再发展而痊愈则为顿挫型
瘫痪前期	（1）发热和中枢神经系统受累表现，但尚未出现瘫痪，表现为高热、烦躁不安、嗜睡、头痛、肌肉疼痛、感觉过敏，肌肉疼痛以活动和体位改变时最明显 （2）少数患者剧烈头痛、呕吐、颈抵抗、Kernig征阳性，可能有短暂意识障碍 （3）如3~5天恢复则为无瘫痪型
瘫痪期	软瘫、无感染障碍，瘫痪多不对称、累及单个肢体，常见四肢瘫，下肢瘫更多见

恢复期	从肢体远端小肌群开始恢复，轻者1~3个月恢复，重者12~18个月恢复
后遗症期	1~2年不能恢复者为后遗症期，可导致肌肉萎缩和畸形

三十九、格林－巴利综合征

（1）急性或亚急性发病，2/3患者1~4周前有前驱感染，如消化道、呼吸道感染。

（2）自限性疾病；单相病程、较少复发。

运动障碍	（1）下肢无力（近端肌先受累）→上肢无力（近端肌先受累）→面部肌肉无力→吞咽困难→发声困难→呼吸肌无力 （2）对称性、上升性肌肉受累；眼肌很少受累
感觉异常	（1）疼痛、麻木比较轻微 （2）手套袜套分布的感觉减退；直腿抬高试验阳性
自主神经症状	较少

四十、重症肌无力

（一）概述

（1）重症肌无力是累及神经肌接头处乙酰胆碱受体的自身免疫性疾病。

（2）临床表现为晨轻暮重的骨骼肌无力，休息后减轻，活动后加重。

（3）神经电生理上表现为重复神经电刺激幅递减，药理学上对箭毒的异常敏感性。

（二）治疗

（1）抗胆碱酯酶的药物。

（2）病因治疗。

（3）胸腺切除。

（4）危象及处理。

四十一、癫痫

癫痫的发作方式如下。

部分性发作	（1）简单部分发作：意识清晰、大拇指抽动、闻到异味、似曾相识感
	（2）复杂部分发作：意识不清、异动症（眼发直、东看西看、咋吧嘴、摸索衣服）
	（3）继发全身发作
全身性发作	（1）失神：短暂意识丧失、几秒钟；表现为发愣、不跌倒
	（2）无张力性发作：部分或全身肌肉突然无张力，突然跌倒
	（3）肌阵挛：突然短暂的肌肉或肌群收缩，突然抽了一下
	（4）强直性发作：全身肌肉强直性痉挛，头、眼、肢体固定在特殊部位
	（5）阵挛性发作：全身重复性抽搐
	（6）强直-阵挛发作-大发作，意识丧失和全身对称性抽搐为特点；强直期、阵挛期、惊厥后期
	（7）特定患者的发作方式一般不更改

四十二、缺铁性贫血

（一）病因

（1）储备不足。

（2）摄入不足。

（3）吸收障碍。

（4）丢失过多。

（5）生长因素。

（二）临床表现

（1）一般表现　皮肤黏膜苍白、乏力、头晕。

（2）消化系统　食欲减退、异食癖。

（3）神经系统　萎靡不振、烦躁不安、精神不集中、记忆力减退、智力低下。

（4）心血管系统　心率快、心脏扩大、心衰。

四十三、巨幼细胞贫血

（一）临床表现

1. 神经系统　烦躁易怒；维生素 B_{12} 缺乏（反应迟钝、表情呆滞、嗜睡、儿童发育倒退）；叶酸缺乏（精神异常）。

2. 消化系统　厌食、恶心、呕吐、腹泻。

（二）辅助检查

（1）血常规　大细胞性贫血；白细胞、血小板减少；DC 见巨幼红细胞。

（2）血叶酸和维生素 B_{12} 水平降低。

（三）治疗

（1）维生素 B_{12} 500~1000μg，肌内注射，每日 1 次。

（2）叶酸每日 5~15mg。

（3）有精神神经症状的以维生素 B_{12} 为主，单用叶酸可加重症状。

四十四、溶血性贫血

1. 急性溶血　主要见于异型输血；发热、寒战、黄疸、腰背痛、血红蛋白尿、急性肾衰、头痛、呕吐。

2. 慢性溶血　贫血、黄疸、肝脾肿大，并发胆石症、肝功能损害。

四十五、遗传性球形红细胞增多症

（1）大多为常染色体显性遗传；红细胞膜蛋白缺陷导致钠和水容易进入红细胞，细胞变圆；红细胞在脾中破坏。

（2）劳累、感染等为诱因；表现为脾大、黄疸、贫血。

（3）球形红细胞 20%~40%；渗透脆性增高；自溶血试验（＋）；

（RBC 与自身血浆温浴 48 小时溶血加强，因为能量已经耗尽，不能泵出多余的 Na^+ 葡萄糖，ATP 可纠正（提供能量泵出钠）；除外其他溶血性疾病（AIHA）（Coombs 试验阴性）。

（4）脾切除（5~6 岁以后，儿童期脾是重要的免疫器官），切脾后红细胞还是圆的，只是破坏减少了。

四十六、地中海贫血

（1）由于血红蛋白合成异常，异常的血红蛋白在红细胞膜沉积，细胞膜变硬容易在脾被破坏。

（2）贫血、黄疸、特殊面容（骨髓代偿性增生导致骨骼变大）。

（3）小细胞低色素性；渗透脆性减低或正常；血红蛋白电泳（确诊）。

（4）治疗：输血、脾切除、异基因干细胞移植。

四十七、蚕豆病

（1）X 连锁不完全显性遗传；接触氧化剂，血红蛋白变性形成 Heinz 小体，导致红细胞膜的氧化损伤进而发生溶血，因为新生的红细胞的 G6PD 活性相对高，可以抵抗氧化剂的作用，所以溶血是自限性的。

（2）蚕豆、感染、药物（抗疟，解热镇痛）等氧化剂可以诱发溶血。

（3）急性血管内溶血，发热、气促、血红蛋白尿，或急性肾功能衰竭。

（4）G6PD 酶活性测定。

（5）治疗：去除诱因、水化碱化（促进血红蛋白从肾排出）、必要时输血。

四十八、麻疹

（1）潜伏期 6~18 天，平均 10 天左右（病毒都是 2 周左右）。

（2）前驱期　一般为3~4天。显著的症状是发热、上呼吸道感染症状和畏光、结膜充血及麻疹黏膜斑。

（3）出疹期　发热3~4天出现皮疹。皮疹顺序自耳后、发际及颈部开始，然后自上而下波及躯干和四肢。发疹时发热等全身症状也达到极点（疹出热更高）；充血性斑丘疹，疹间皮肤正常。

（4）恢复期　全身症状好转。疹退处有麦麸状脱屑，留有棕色色素沉着，经7~10天完全消退。

四十九、风疹

（1）潜伏期　14~21天，平均18天。

（2）前驱期　短，1/2~1天，症状轻；症状轻，表现为低热、不适，呼吸道炎症。

（3）出疹期　于发热1~2天开始出疹。先于面部，以后迅速遍及颈部、躯干和四肢。皮疹形态多变（1日像麻疹、2日像猩红热、3日消退）。出疹后耳后、枕后及颈部淋巴结肿大。疹出热退。

（4）恢复期。

五十、幼儿急疹

1. 潜伏期　7~17天，平均10天。

2. 发热期　体温骤升达39~40℃，可出现高热惊厥、发热持续3~4天体温骤降。

3. 出疹期　皮疹出现于体温下降之后，类似麻疹或风疹，主要分布躯干、颈部及上肢，一般2~3天消失无色素沉着及脱屑（热退疹出）。

五十一、水痘

（1）潜伏期　10~21天，平均14~16天。

（2）发病情况　在疹前可有轻微发热及食欲减退的前驱症状。大多往往先见皮疹或同时发热。发热本来就轻，前驱期不到一天。

（3）皮疹分布特点　呈向心性分布，以躯干、头皮（发际）、颜面多见，四肢远端稀少。

（4）初起　红色小丘疹或斑疹。

（5）6~8小时　变成水疱疹，壁薄，很易破。

（5）24小时内　疱液从清亮变浊，然后干燥、结痂。

（6）出疹后5~10天　痂皮脱落，不留瘢痕。

（7）由于皮疹成批不断出现，故在一个人身上可同时见到斑疹、丘疹、水疱疹和结痂等各期皮疹，这是本病的重要特征之一。

五十二、猩红热

1. 潜伏期　1~7天，通常2~4天；外科型1~2天。

2. 前驱期　骤起发热，体温高低不一。咽痛、头疼等全身不适；扁桃体充血肿大，有脓性渗出；草莓舌。

3. 出疹期

（1）发热1~2天内出疹，皮疹初见于颈部、腋下、腹股沟处，24小时内遍及全身。

（2）皮疹特点　全身皮肤充血发红，有红色细小丘疹，似鸡皮样密集，疹间无正常皮肤，可见贫血性皮肤划痕征（手压褪色）和帕氏线（皮肤褶皱处皮疹较多形成深色线）。面部潮红，口唇周围苍白，形成"口周苍白圈"。

（3）出疹时发热更重。

4. 恢复期　皮疹沿出疹顺序消退，1周后开始脱皮。体温正常，一般情况好转。

五十二、流行性腮腺炎

（1）先有发热，20%体温正常。有头疼、厌食、不适。

（2）24小时内诉耳痛，疼痛位于耳垂，咀嚼时加剧，腮腺逐渐肿大，于1~3日达高峰。偶为单侧（25%）。

（3）腮腺肿大的特点　以耳垂为中心，呈马鞍形肿大，凹陷部位贴近耳垂，向前、后、下蔓延。肿大的腮腺将耳垂向上、外推，肿胀的边缘不清。

（4）在早期腮腺管口红肿。

（5）颌下腺炎　可在下颌角处扪及椭圆形腺体。

（6）舌下腺炎　常累及双侧，从颏下和口底开始肿。